ÉTUDE

SUR

LA MÉLANCOLIE

DES TROUBLES

DE

LA SENSIBILITÉ GÉNÉRALE

CHEZ LES MÉLANCOLIQUES

PAR

M. LE DR J. CHRISTIAN

Médecin adjoint de l'asile de Montdevergnes,
Lauréat de la Faculté de médecine de Strasbourg, lauréat (prix Esquirol, 1863)
et membre correspondant de la Société médico-psychologique,
membre de la Société de médecine de Vaucluse, etc.

OUVRAGE COURONNÉ PAR LA SOCIÉTÉ MÉDICO-PSYCHOLOGIQUE.

PARIS

G. MASSON, ÉDITEUR

LIBRAIRE DE L'ACADÉMIE DE MÉDECINE

PLACE DE L'ÉCOLE-DE-MÉDECINE

1876

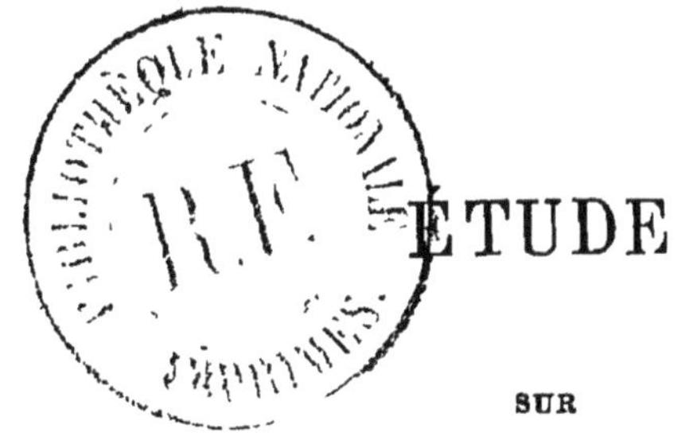

ÉTUDE

SUR

LA MÉLANCOLIE

traiter et l'observation clinique sérieuse des diverses formes de l'aliénation mentale.

Nous pouvons même dire avec vérité que ce concours est plus sérieux que la plupart des concours du même genre, et que nous avons éprouvé un véritable embarras pour déterminer avec équité le mérite relatif des divers candidats.

Ce concours aura eu l'avantage de produire d'intéressantes monographies qui mériteront, à divers titres, d'être imprimées, après avoir été toutefois complétées et améliorées par leurs auteurs, et qui contribueront à perfectionner l'étude de la question difficile et vraiment ardue que la Société avait posée et que les candidats ont traitée avec plus de développements et d'aperçus nouveaux qu'on n'en n'aurait attendu sur un pareil sujet.

La question posée était, en effet, ainsi conçue : « Des troubles de la sensibilité générale dans les diverses variétés du « délire mélancolique, et surtout dans le délire hypochon- « driaque, et le délire de persécution. »

Cette question paraît simple et limitée à première vue ; au fond elle est plus ardue et plus complexe qu'elle ne le paraît au premier abord. Plus on y réfléchit, plus on y découvre d'aspects nouveaux, de difficultés imprévues et d'applications multipliées. On doit donc savoir gré aux auteurs des divers mémoires que nous avons eu à examiner, d'avoir compris l'étendue et l'importance de la question, d'en avoir abordé les différents aspects et de n'avoir reculé devant aucune des difficultés du problème à résoudre. On peut même ajouter, avec vérité, pour quelques-uns d'entre eux, qu'ils ont réellement fait faire un pas à la solution de cette question délicate, et qu'ils ont fourni des éléments précieux qui permettront d'arriver plus tard à sa solution définitive.

Toutefois, Messieurs, tout en rendant à tous la justice que méritent leur travail et leur véritable esprit d'observation clinique, nous avons dû établir parmi eux des distinctions et un classement hiérarchique, décerner aux uns des récompenses et aux autres de simples encouragements. Tout en tenant compte à tous de leurs efforts laborieux et de leur bonne volonté, nous avons dû distinguer pourtant ceux qui se sont bornés à collectionner des faits bien choisis, coordonnés d'après les données de la science actuelle, de ceux qui ont émis des vues originales ou des opinions nouvelles, de ceux surtout qui nous ont paru avoir réellement fait avancer la question et avoir approché de sa solution.

Nous vous devons compte, Messieurs, au moins d'une manière abrégée, du résultat de cet examen comparatif, des motifs de nos préférences et de nos décisions. Nous devons chercher à justifier devant vous nos déterminations, en passant en revue les points fondamentaux étudiés dans les six mémoires que nous avons eu à examiner, leurs caractères spéciaux, ainsi que les résultats particuliers auxquels ils ont abouti, et arriver ainsi à l'appréciation exacte de leur valeur absolue et de leur valeur relative.

Ce sera là, Messieurs, l'objet de ce rapport.

. . . .

. . . .

Mémoire n° 3 (1).

On peut faire son éloge en une seule phrase en disant de lui : Non-seulement il renferme un exposé très-complet et très-bien coordonné de l'état de la science, mais à chaque page il contient quelque vue nouvelle et, de plus, il fait penser le lecteur en même temps qu'il expose les vues propres de l'auteur.

Ce mémoire contient 94 pages, d'une écriture extrêmement serrée, qui représentent bien le double de pages en écriture ordinaire.

---

(1) Le mémoire n° 3 est celui que nous publions aujourd'hui. Il a été classé le 2e et a obtenu la première mention honorable.

Il renferme quarante-cinq observations prises avec soin, très-intéressantes et surtout parfaitement en rapport avec chacun des points de fait ou de doctrine que l'auteur cherche à démontrer.

Ce mémoire, essentiellement clinique, contient aussi de nombreuses considérations générales, physiologiques, psychologiques et pathologiques, et un grand nombre de vues originales sur les divers aspects du sujet.

Il a surtout le grand mérite d'être bien classé et bien coordonné.

Chacune de ses parties est bien proportionnée avec l'ensemble ; chaque idée y est bien à sa place et n'est pas inutilement répétée ailleurs : tous les faits psychologiques et pathologiques concourent à y démontrer la même thèse que l'auteur cherche à établir. Le lecteur y est conduit progressivement, de démonstration en démonstration, jusqu'aux conclusions placées à la fin du mémoire, qui sont bien formulées et qui en résument parfaitement toutes les parties.

En résumé, c'est un mémoire bien pesé, mûrement réfléchi, bien coordonné et qui ne sent pas, comme les autres mémoires soumis à notre examen, la hâte et la précipitation dans la conception du sujet ni dans sa rédaction.

Pour en avoir une notion complète, il importerait de le lire d'un bout à l'autre ; car il contient, à chaque page, des considérations intéressantes ou des aperçus originaux qu'il est impossible de faire figurer dans un résumé ; mais il suffit de lire les deux pages de conclusions placées à la fin de ce mémoire pour se faire une idée exacte des opinions de l'auteur et de la variété des questions qu'il a abordées.

La pensée générale de ce mémoire est assez bien formulée dans l'épigraphe que l'auteur a empruntée à Guislain :

« L'aliénation est, à bien considérer, une douleur ; le malheur est au fond du plus grand nombre des vésanies. » (Guislain, *Phrénopathies*, p. 158.)

L'auteur appliquant plus spécialement cet aphorisme à la

mélancolie, qui fait l'objet de son travail, arrive à cette conclusion générale que toutes les mélancolies ont pour base la douleur, c'est-à-dire une lésion de la sensibilité générale, et que celles mêmes qui sont dues à des causes morales ont également, sinon pour origine, du moins pour conséquence, un trouble de la sensibilité générale.

Pour l'auteur, il existe deux espèces principales de mélancolie et d'hypochondrie : la mélancolie et l'hypochondrie sans délire, qui consistent uniquement dans une lésion de la sensibilité générale, produisant dans un cas la tristesse, et dans l'autre le sentiment de maladie, et la mélancolie ou l'hypochondrie délirantes, dans lesquelles le trouble des idées se surajoute au trouble de la sensibilité générale, ou, pour me servir des expressions de l'auteur, dans lesquelles *la douleur se concrète en idée délirante.* L'auteur ne se borne pas à résumer ainsi son opinion clinique sur les deux degrés successifs de la mélancolie et de l'hypochondrie ; il y recherche une base pour le pronostic. La mélancolie ou l'hypochondrie sans délire, c'est-à-dire reposant sur une lésion simple de la sensibilité générale, guérissent souvent, tandis que lorsque le délire est venu se surajouter à cette lésion purement nerveuse, la guérison est beaucoup plus rare ; elle n'est même plus guère possible quand le délire est arrivé à se systématiser. Partant de cette donnée clinique et de cet axiome de pronostic, l'auteur cherche à s'élever plus haut encore, c'est-à-dire jusqu'à l'interprétation physiologique de ce fait clinique, et il s'exprime ainsi : « Pourquoi cette différence de pronostic dans les deux cas ? On peut supposer que dans le premier cas, la lésion cérébrale reste limitée aux foyers percepteurs de la sensibilité (couches optiques, Luys), tandis que dans le second, elle s'étendrait aux hémisphères cérébraux et à la couche corticale. » On pourrait dire encore, dit l'auteur dans une autre partie de son travail, que dans la mélancolie simple l'exaltation douloureuse reste concentrée dans la sphère sensitive du cerveau; qu'elle s'irradie sur le système nerveux ganglionnaire dans l'hypochondrie, et sur le système spinal dans la mélancolie active et passive.

Il nous serait impossible, Messieurs, dans les limites étroites d'un rapport, de vous donner une idée exacte et complète de toutes les considérations neuves et originales contenues dans les diverses parties de ce mémoire.

Mais ce que nous devions faire ressortir ici, Messieurs, c'était l'originalité en même temps que le caractère essentiellement clinique de ce travail, remarquable à bien des titres et qui mérite certainement d'occuper une place privilégiée au milieu de tous ceux qui ont été soumis à notre examen.

ÉTUDE

SUR

LA MÉLANCOLIE

> L'aliénation est, à bien considérer, une douleur ; le malheur est au fond du plus grand nombre des vésanies.
>
> (GUISLAIN, *Phrénopathies*, II, p. 158).
>
> La douleur n'est jamais une chose imaginaire.
>
> (MULLER, *Physiologie*.)

De quelque façon qu'on envisage la folie, on est obligé, en dernière analyse, de reconnaître qu'elle consiste essentiellement en un trouble de l'intelligence. Mais ce trouble de l'intelligence n'existe pas seul ; il s'y joint des troubles de la sensibilité et de la motilité, qui, dans certains cas, peuvent devenir tellement prépondérants qu'ils semblent donner à la folie son caractère spécial. Le désordre intellectuel, qui est souvent primitif, peut n'apparaître que comme la conséquence des autres altérations nerveuses ; et les termes de *folie sensoriale*, de *folie des sens*, ont été créés pour indiquer précisément l'importance capitale que prennent alors les lésions de la sensibilité.

Il n'y a pas lieu de s'en étonner. Sentir, penser, agir, sont en effet les trois termes de l'activité cérébrale; et, quoique pour l'étude, une analyse minutieuse puisse arriver à isoler les phénomènes propres à chacun d'eux, *en fait*, ils n'existent jamais isolés. Jamais nous ne pouvons voir la pensée isolée de la sensation ou de l'action.

Non-seulement ces phénomènes se mêlent, se confondent, mais il y a entre eux une subordination, un lien hiérarchique. « Toute idée vient des sens », a dit une école philosophique célèbre, et cet axiome n'a jamais été réfuté. Tout au plus peut-on le considérer comme trop absolu, et, à côté des idées fournies par les sens, admettre les idées *innées*.

Je n'ai pas à discuter cette question, d'ordre purement philosophique. Qu'importe, d'ailleurs? Il nous suffit de savoir que nos sensations se traduisent par des idées, pour qu'immédiatement nous puissions conclure que la sensibilité exerce une influence considérable sur l'intelligence. Et cette influence ne doit pas se borner à l'état normal, elle doit se manifester également à l'état pathologique.

C'est en effet ce que nous observons dans la folie, où les troubles de la sensibilité sont extrêmement fréquents.

Je veux me borner, dans ce travail, à dégager le rôle que jouent, dans les différentes formes de délire mélancolique, les lésions de la sensibilité générale; tâche ardue, car ces lésions sont innombrables, et il n'est pas d'aliéné chez lequel on ne puisse les observer.

Mais tantôt elles précèdent l'enchaînement de la liberté morale, tantôt, au contraire, elles ne sont que consécutives à la perte de la raison.

J'aurai à les étudier sous ces deux points de vue; mais, avant d'aborder l'étude de la sensibilité générale altérée pathologiquement, je commencerai par celle de la sensibilité générale à l'état normal, physiologique.

Je m'efforcerai de conserver à ce travail son caractère exclusivement clinique, m'appuyant autant que possible sur les faits qui se sont présentés à mon observation personnelle. Le plus difficile sera, non d'étendre et de multiplier les exemples, mais au contraire de demeurer dans de justes limites.

I.

DE LA SENSIBILITÉ GÉNÉRALE.

La *sensibilité*, dit Monneret (*Pathol. gén.*, I, p. 380), est la propriété que possède le système nerveux d'être modifié par le contact des agents externes et internes, et de porter jusqu'au sensorium la connaissance de ces modifications.

La *sensation* est l'exercice de cette faculté, ou plutôt c'est l'état de conscience, c'est l'impression mentale qui résulte de l'action de ces agents. (Bain, *Les Sens et l'Intelligence*, trad. Cazelles, Paris 1874, p. 81.)

Toute sensation suppose nécessairement l'existence des éléments suivants :

1° Une impression sur un appareil périphérique plus ou moins complexe ;

2° La transmission de cette impression périphérique au centre nerveux, par l'intermédiaire d'un nerf conducteur ;

3° La réception par un centre nerveux où elle est perçue.

Suivant la nature de l'agent excitateur, suivant aussi la nature du nerf impressionné, la sensation varie; de là l'antique division, connue de tout temps, des cinq sens : la vue, l'ouïe, l'odorat, le goût, le tact.

Telle est la division physiologique des sensations. Au point de vue psychologique on les divise en *objectives* et *subjectives*. Les sensations objectives nous font connaître les objets qui nous entourent, leurs qualités diverses, mais ne nous apprennent que peu de chose sur les modifications subies par l'organe sentant.

Les sensations subjectives, au contraire, ne nous renseignent que d'une façon très-vague et très-incomplète sur ce qui se passe au dehors de nous, tandis qu'elles impliquent toujours l'idée d'une modification quelconque subie par nos organes; elles se traduisent par un sentiment de plaisir ou de peine.

Existe-t-il pour la sensibilité *subjective* ou *genérale* un sens particulier? Y a-t-il entre les sensations subjectives et les sensations objectives une différence spécifique comparable à celle qui existe, par exemple, entre les sensations visuelles et celles de l'ouïe?

Cette question a été résolue diversement par les physiologistes.

Pour les uns, la sensibilité générale n'est qu'une variété de la sensibilité tactile. C'était l'opinion de l'antiquité, c'était celle de Haller, qui considérait comme sensations tactiles les sensations de froid et de chaud, de raboteux et de poli, de dur et de mou, de sec et d'humide, de même que les sensations de pesanteur, de prurit, de titillation, de chatouillement et de douleur.

C'était enfin celle du grand physiologiste J. Muller (*Manuel de Physiol.*, trad. Jourdan, 1845, II, p. 251-274), qui dit explicitement que les sensations générales sont du même genre que celles de la peau, seulement plus vagues et plus confuses dans certains organes. « Peu importe, dit-il, pour le sens, qu'il soit exercé du dehors ou du dedans; il n'y a pas de sens dans lequel nous distinguions les sensations objectives et subjectives comme deux choses essentiellement différentes l'une de l'autre. »

Cette manière de voir, qui avait pour elle la tradition et l'autorité de savants de premier ordre, n'a pas toujours prévalu cependant; et, sans parler de Cardan (1554), qui avait imaginé un sixième sens, celui de la *volupté*, dont Buffon (1749) devait également admettre l'existence, il faut citer Cabanis et Bichat comme étant les premiers à appeler l'attention sur les sensations qui résultent de l'exercice des diverses fonctions viscérales. Mais ce fut surtout l'Allemand Reil qui, par une analyse lumineuse et approfondie, démontra que le sens du plaisir et de la douleur n'a rien de commun avec la sensibilité tactile; — qu'il existe par lui-même, qu'il est inséparable de tout organisme vivant; et il proposa de lui donner le nom de *cœnesthésie*.

Wundt fait très-bien remarquer que les divisions physiologiques et psychologiques des sensations ne concordent jamais; un même organe des sens perçoit les impressions tantôt comme objectives, tantôt comme subjectives, et toute sensation objective intense est perçue comme sensation subjective. (*Physiol. hum.*, trad. Bouchard, 1872, p. 436-443.)

Aussi, sans entrer dans une discussion qui m'écarterait trop du plan et du cadre de ce travail, qu'il nous suffise de savoir que les sensations générales sont, au fond, de même nature que les sensations objectives; elles comprennent toutes les sensations que nous ne rapportons pas au monde extérieur, mais qui nous font percevoir l'état et les modifications de notre propre corps.

Les sensations générales sont nombreuses; elles peuvent se classer de la manière suivante :

1° *Sensibilité générale externe.* Elle a été pendant longtemps seule admise, et considérée comme une dépendance du tact. Elle comprend :

a. La sensibilité de contact, que Gerdy appelait sensibilité *physique générale;* elle nous révèle, par une sensation agréable, pénible ou indifférente, la présence d'un corps étranger, mais sans nous renseigner sur la nature de ce corps. La sensibilité de contact pourrait être facilement confondue avec le tact; elle a, comme lui, le tégument externe pour siége, mais on la retrouve également, quoique moins nette, sur toute la surface des muqueuses et, en général, dans tous nos tissus. Elle existe même dans les organes des sens spéciaux, tels que l'œil, l'oreille, le nez, l'appareil gustatif.

A la sensibilité de contact se rattachent les sensations de *chatouillement* et de *prurit,* sensations complexes, difficiles à définir.

b. Sensibilité de température. Elle nous donne les sensations de froid et de chaud. Ces sensations existent également partout, quoique surtout nettes et distinctes à la peau.

c. Sensibilité de douleur. C'est la plus répandue de toutes. Il n'est pas d'organe, pas de tissu, qui ne puisse devenir douloureux. Ceux même qui, à l'état normal, sont complétement insensibles, peuvent devenir, à l'état pathologique, le siége de douleurs, plus ou moins vives.

2° *Sensibilité générale interne.* Elle comprend les sensations viscérales que Bichat rangeait dans sa sensibilité organique, et dont Cabanis le premier a fait ressortir toute l'importance. Ces sensations, généralement désignées sous le nom de *sentiments*, varient suivant chaque appareil organique : la division la plus naturelle est celle qui se base sur la division des appareils :

a. Appareil digestif : faim, soif, nausée, dégoût ; — sentiment de satiété ; — besoin de défécation, etc.;

b. Appareil respiratoire : sentiment d'air pur, de bien-être ; — d'air insuffisant, de suffocation, etc.;

c. Appareil circulatoire : circulation normale, battements du cœur, battement des artères ;

d. Appareil génito-urinaire : coït, miction, etc.

e. Appareil nerveux : douleurs nerveuses ; — fatigue nerveuse, ennui, etc.;

f. Appareil musculaire : sentiment musculaire (6e sens, sens musculaire [Ch. Bell]; — sens de la force (E. H. Weber); — sens de l'activité musculaire (Gerdy); — sentiment de fatigue, de force, crampes, spasmes.

g. Sensations électriques : encore mal connues, mal délimitées.

Telle est la division généralement admise; je n'ai pas à la critiquer. Il suffit que ces différents modes de sentir aient été réellement isolés, — que chacun d'eux puisse être aboli, les autres restant intacts ou étant même exaltés, pour que, en physiologie comme en clinique, ces distinctions doivent être conservées. (Axenfeld, *Névroses*, 1863.)

On remarquera que les sensations générales externes sont celles qui se rapprochent le plus des sensations objectives proprement dites ; très-souvent il est difficile ou même impossible d'établir une distinction entre la sensation tactile et celle de contact.

Les sensations générales internes, telles que la faim, la soif, ne sont pas des sensations au sens propre du mot : elles n'ont pas de cause externe comme le plaisir d'un son ou la répulsion causée par un goût amer (Bain). Cependant, en y regardant de près, l'on y retrouve, comme dans les sensations objectives, les trois éléments constitutifs de toute sensation : l'agent périphérique impressionnant, — le nerf conducteur, — l'appareil central de réception. Car ce qui détermine la faim (Muller, Wundt), c'est l'absence d'aliments qui sont les stimulants appropriés aux organes digestifs : de là un état d'appauvrissement du sang dont les nerfs informent la conscience, et qui se traduit à la fois par un sentiment de douleur localisée à l'estomac et par une sensation générale de faiblesse et de malaise. Ici le stimulant extérieur n'est pas un corps en dehors de nous, c'est une modification survenue dans nos organes et dont nous sommes avertis.

Et c'est là ce que nous rencontrons dans toute sensation générale : l'agent périphérique est une modificotion de l'organe sentant.

En raison même de ce fait, il arrive que la sensation générale n'est pas toujours nettement localisée ; la modification survenue dans l'organe, et qui produit la sensation, se traduisant à la fois par une sensation locale et par un sentiment général de bien-être ou de malaise, il peut arriver, à l'état normal comme à l'état pathologique, que la sensation locale soit absente, et qu'il n'arrive à la perception que la sensation vague, indéfinissable, de malaise, qu'il est impossible de rapporter à un organe plutôt qu'à un autre.

Le sentiment général de notre existence, que Condillac appelait le *sentiment fondamental de l'existence*, auquel Maine de Biran donnait le nom de *sentiment de l'existence sensitive*, et pour lequel Reil, qui l'a étudié avec le plus de soin, a proposé le nom de *cœnesthésie*, échappe à toute localisation. — « Résultante de toutes « les sensations tant internes qu'externes qui com-« posent la sensibilité générale, la cœnesthésie n'ar-« rive pas normalement au *moi*, à l'état de sensation « distincte, spéciale et locale. Et cependant cette sen-« sation existe : c'est par elle que le corps apparaît « sans cesse au *moi* comme *mien*, et que le sujet « spirituel se sent et s'aperçoit exister en quelque « sorte localement dans l'étendue limitée de l'orga-« nisme. » (Peisse, Introd. à Cabanis, *Rapports du physique et du moral.*)

Si les sensations générales ne sont pas toujours nettement localisables, beaucoup d'entre elles ne sont pas non plus simples, faciles à isoler. Pour la plupart, elles sont complexes, intimement combinées les unes aux autres. Ainsi le sens *musculaire* est considéré par la plupart des auteurs comme une dépendance de la sensibilité tactile : tant l'intégrité de ce sens est liée intimement à celle du tact. L'un des deux vient-il à être aboli ou altéré, les notions que donne l'autre perdent immédiatement de leur précision et de leur netteté. Dans les sensations génitales, quelle multiplicité, quelle complexité de sensations diverses !

J'ai rangé le sens de la *douleur* parmi les sensations générales externes; c'est le plus universellement répandu. Chaque organe, chaque tissu, a son cri de souffrance. Non-seulement la douleur a un caractère différent dans chaque organe, mais dans le même organe elle peut aller depuis le simple sentiment de fatigue ou de malaise jusqu'à celui de la souffrance la plus active, la plus insupportable. L'importance de la douleur est énorme : « Les réactions dolorifères, « dit Luys (*Syst. nerv. cér. spin.*, 1865, p. 315), « recueillies au sein de l'intimité de nos tissus, sont « les réactifs les plus fidèles qui nous avertissent des « diverses modifications morbides ou traumatiques « dont ils peuvent être le siége. Fugaces ou conti- « nues, fulgurantes ou contusives, térébrantes ou « mobiles, elles constituent dans leur ensemble un « phénomène perceptif à part qui a son utilité spéci- « fique et sa raison d'être dans le sentiment de la « conservation individuelle. »

Cela est si vrai, que l'enfant, à la naissance, n'a pour ainsi dire que ce sens de la douleur. « L'enfant à la « naissance n'a guère que la sensibilité qui lui donne « la faim et la soif, que la sensibilité physique géné- « rale pour sentir la douleur et les mouvements qu'on « peut lui imprimer, que la sensibilité gustative pour « sentir les saveurs qui lui sont agréables ou désa- « gréables. Il n'a que la faculté de percevoir confu- « sément les sensations que lui fournissent les diverses « sensibilités ; il n'y distingue que de la peine, du « plaisir, ou des impressions auxquelles il est indif- « férent. » (Gerdy, *Génération et développement successif des facultés*, etc., *Ann. méd.-psych.*, mai 1843.)

On pourrait donc considérer la sensibilité générale comme se résumant dans le sens du plaisir et de la douleur, puisque tous les modes de sentir qui la constituent aboutissent en définitive au plaisir ou à la douleur. Au point de vue clinique, c'est à ce point de vue qu'il faut l'envisager.

Tout indique d'ailleurs que les *impressions douloureuses* sont transmises au sensorium par un réseau de fibres nerveuses particulières, différentes des fibres *tactiles*, et probablement aussi des fibres qui transmettent les sensations de température (1).

Ce réseau de fibres dolorifères dépend-il exclusivement soit du système cérébro-spinal, soit du système du grand sympathique? Il est infiniment probable que tous les deux lui fournissent leur contingent. Si la sensibilité générale externe paraît être sous la dépendance du système cérébro-spinal, la sensibilité générale interne semble au contraire dépendre directement du système nerveux ganglionnaire. La nature de la douleur permet à cet égard une présomption qui équivaut presque à une certitude. Quand la douleur est nette, bien limitée, bien localisée, il est à présumer qu'elle siége dans un nerf sensitif cérébro-spinal, car les nerfs sensitifs de cette catégorie sont en général bien

(1) Les fibres dolorifères aboutissent aux faisceaux latéraux de la moelle; elles sont les plus postérieures, celles qui sont accolées au niveau des points d'implantation des fibrilles radiculaires postérieures. Les fibres les plus antérieures de ces mêmes faisceaux représentent vraisemblement l'ensemble des fibres tactiles. Toutes ces fibres s'entrecroisent dans le bulbe, se prolongent au delà et vont s'immerger dans les régions médianes des couches optiques (Luys, *loc. cit.*, 317.) — Schiff a montré que dans la moelle épinière les cordons blancs conduisent les impressions tactiles; la substance grise transmet la douleur.

isolés. La douleur est-elle, au contraire, vague, diffuse, généralisée, il est probable qu'elle a son siége dans un nerf ganglionnaire (1). Au reste, les connexions anatomiques des deux systèmes sont si intimes et si multipliées, leurs fonctions sont tellement analogues, pour ne pas dire identiques, qu'il est bien difficile en pratique d'établir une distinction absolue entre les phénomènes morbides exclusivement propres à l'un ou à l'autre (Axenfeld, 241. — Muller, *loc. cit.*). Ce qu'il faut nécessairement admettre, c'est que les fibres nerveuses dolorifères sont répandues dans toutes les parties de l'organisme. Il en existe même dans les organes des sens, tels que l'œil, l'oreille, etc., et lorsqu'une sensation spéciale d'un de nos organes se traduit par la douleur en devenant trop intense, nous pouvons nous demander si ce n'est pas uniquement parce que, la stimulation étant trop vive, il en résulte dans l'organe un trouble matériel qui retentit sur les fibres dolorifères.

Plaisir et douleur, voilà donc les deux termes auxquels se ramène la sensibilité générale, si variée, si multiple. Voyons maintenant à quel titre elle intervient dans les manifestations de notre vie psychique.

---

(1) Ce qui semble prouver que les sensations internes sont sous la dépendance du grand sympathique, c'est qu'à l'état normal elles sont peu ou point perçues. Or, déjà Reil avait émis l'hypothèse que les ganglions sont de la nature des demi-conducteurs, qu'ils arrêtent la propagation des impressions faibles, et ne laissent passer que celles qui ont beaucoup d'intensité.

II.

DU ROLE DE LA SENSIBILITÉ GÉNÉRALE DANS LA PRODUCTION DE NOS IDÉES.

« L'homme, dit Ribot (*De l'hérédité*, p. 114), est « placé au milieu de l'univers, qui n'agit sur lui que « par ses propriétés. Les couleurs, les odeurs, les « formes, les mouvements, deviennent un mode de « notre organisme, y produisent un ébranlement des « nerfs ; puis toutes ces impressions périphériques ar- « rivent au cerveau, dans les couches optiques proba- « blement, et de là transmises aux couches corticales « du cerveau, elles se changent, *on ne sait comment*, « en un fait de conscience : le phénomène physiolo- « gique devient psychologique, et constitue un état de « l'esprit que nous appelons une *connaissance*... Les « vibrations nerveuses produites par les objets maté- « riels, n'ont pas seulement pour résultat de nous « faire connaître quelque chose *hors de nous;* mais « elles produisent aussi *en nous* un certain état « agréable ou désagréable, que nous appelons un « *sentiment.* »

Nos sensations se traduisent donc par deux ordres de phénomènes : les uns, phénomènes de *connaissance*, purement intellectuels ; les autres, phénomènes de *sentiment*, affectant ce que nous avons de plus noble, de plus élevé en nous, et constituant par leur ensemble ce que nous appelons le *bonheur* ou le *malheur*.

Les premiers nous sont donnés par les sensations objectives : si nous n'avions que celles-ci, toute connaissance ne serait pour nous, suivant l'expression de Bichat, « qu'une froide série de phénomènes intellec-« tuels. »

Quant aux *sentiments*, aux *émotions*, à ce qui forme la sensibilité morale, c'est dans la sensibilité générale qu'il faut en rechercher la source.

« L'émotion, dit Cerise (Introd. à Cabanis, 1855, « p. XXXIX), doit être regardée comme la résultante « des excitations partielles de l'appareil ganglionnaire « viscéral. Elle est l'intermédiaire obligé entre les « phénomènes obscurs de la vie de nutrition et les « actes lumineux de l'intelligence. Sans l'émotion, « sans le cœur, comme dit le vulgaire, il n'y a pas de « vie morale. Excluez l'émotion, vous aurez, d'un « côté l'obscure, l'interstitielle nutrition, et vous « aurez de l'autre la froide, l'impassible connais-« sance. »

Il est certainement regrettable que la langue française ne possède pas de mot pour désigner ce sens intime que les physiologistes reconnaissent aussi bien que les philosophes. « Si les conditions physiologiques « de la vie, dit Morel (*Traité des mal. mental.*, p. 310), « impliquent l'existence d'un appareil organique, d'un « sens intérieur si l'on veut, qui est la source de la « sensibilité générale, pourquoi n'admettrait-on pas « aussi l'existence d'un sens psychique, qui crée chez « l'homme ces deux situations de son être qu'il désigne « par les mots *bonheur* et *malheur ?* »

Les Allemands ont un mot pour désigner ce sens intime, c'est le *gemüth*, mot qui se retrouve dans toutes les langues d'origine germanique (1). Les Anglais l'appellent le *moral*. C'est l'*animus* des Latins, le θυμός des Grecs.

Nul plus que Guislain n'a fait ressortir l'importance de ce sens moral que Heinroth appelait le *punctum saliens* de l'âme : « C'est dit-il, le cœur dans son ac« ception morale, c'est le sens qui crée les émotions, « le sens *émoyant*, *émotionnant*, le *sens émotif* (2). » (Guislain, *Phrénopathies*, I, p. 213.)

Eh bien ! le sens émotif, affectif, comme on voudra l'appeler, est l'aboutissant des impressions viscérales, physiologiques ou morbides. C'est donc la sensibilité générale qui est au fond de nos instincts, de nos désirs, de nos penchants, de nos passions.

Et ici l'observation vulgaire a devancé l'observation scientifique (3). Bien avant que les rapports du physique et du moral eussent été étudiés scientifiquement, chacun savait, pour l'avoir ressenti, combien les états de notre âme varient d'un moment à l'autre, suivant

---

(1) Les Allemands divisent les maladies mentales en maladies de l'esprit (*Geistes Krankheiten*) et en maladies de l'âme, du sens moral (*Gemüths Krankheiten*).

(2) Cette expression de sens émotif a été acceptée par Morel et par Cerise (Lettre à Longet).

(3) La langue de tous les peuples a sanctionné cette corrélation. Le cœur et les entrailles seront toujours, aux yeux du vulgaire, le siége des sentiments. « Lorsque Dieu forma le cœur « et les entrailles de l'homme, dit Bossuet, il y mit primitive« ment la bonté, comme le propre caractère de la vie divine. » — Pour Carus, cœur (Herz) et courage (Muth) étaient synonymes. Les anciens disaient : *Homines splene rident, jecore amant, corde sapiunt* (Morel, p. 311).

les états de nos organes. Tel homme qui, à jeun, est timide et pusillanime, devient courageux et hardi quand il a pris un bon repas. « Il y a des personnes, « dit Guislain (II. p. 71), qui se plaignent d'avoir, après « le dîner, ce qu'elles nomment de singulières idées. « Elles ont des pensées qu'elles ne voudraient pas « avoir ; elles voient tout avec indifférence, etc. »

Il n'est pas jusqu'aux troubles mécaniques, jusqu'à la compression trop forte d'un corset, d'un bandage, d'une ceinture, qui ne déterminent chez quelques personnes une modification de la sensibilité phrénique, un état d'anxiété tout à fait spécial (*ibid*).

L'influence des organes sexuels n'est pas moindre que celle des organes digestifs. Avec la puberté, dit encore Guislain (I. p. 119), il se développe une sensibilité, une excitabilité nouvelle. Avant la puberté, les rapports sexuels n'ont ni de fortes attractions ni de fortes répulsions ; les haines, les jalousies qui partent des organes génésiques sont inconnues à l'enfance. La puberté est une source d'affections, d'abnégation, de dévouement, de sentiments tendres, de passions violentes, d'actes atroces.

Cabanis a fait la remarque que les eunuques sont en général la classe la plus vile de l'espèce humaine ; lâches et fourbes, parce qu'ils sont faibles, envieux et méchants, parce qu'ils sont malheureux. Leur intelligence ne se ressent pas moins de l'absence des impressions qui donnent au cerveau tant d'activité (I, p. 202, éd. Cerise).

L'action si profonde que la menstruation, la grossesse, l'état puerpéral, exercent sur le moral de la femme, n'a pas d'autre source que les modifications apportées à la sensibilité générale par ces états physiologiques.

Ce rapport intime entre nos passions et l'état de nos viscères est, du reste, si évident que quelques auteurs, et Bichat entre autres, inclinent à croire que le siége des passions pourrait bien être dans les viscères. C'est là évidemment une erreur : le cerveau seul peut être le siége des passions, et les viscères n'interviennent dans leur production que par les impressions qu'ils transmettent au cerveau (Muller, I, p. 711).

Si à l'état physiologique, la sensibilité générale joue un rôle si important, si prépondérant, nous pouvons déjà supposer qu'à l'état pathologique son influence n'est pas moindre. Mais, avant d'étudier de quelle manière et dans quelle mesure elle intervient alors, il convient de rechercher d'abord quelles sont, chez les aliénés mélancoliques, les lésions qu'elle présente.

Ces lésions peuvent être ramenées toutes aux trois termes suivants :

1° Ou la sensibilité générale est diminuée, abolie (anesthésie) ;

2° Ou elle est augmentée, exaltée (hypéresthésie) ;

3° Ou enfin elle est pervertie (illusions-hallucinations).

Je vais relater successivement les faits qui se rapportent à chacune de ces catégories. Mais il ne faut pas croire que les phénomènes morbides soient toujours nettement tranchés, ni qu'il soit facile de les observer isolés les uns des autres. Si, comme moyen d'analyse, il est bon de considérer à part les altérations morbides de chacune des sensations particulières si nombreuses qui composent la sensibilité générale, il faut reconnaître qu'en réalité elles se combinent de mille manières différentes, et chez le même aliéné on observe réunies ou l'on voit se succéder l'anesthésie, l'hypéresthésie et la perversion soit de la même sensation, soit de plusieurs sensations à la fois.

III.

DES TROUBLES DE LA SENSIBILITÉ GÉNÉRALE CHEZ LES ALIÉNÉS MÉLANCOLIQUES.

A. — Anesthésie.

1° *Sensibilité générale tactile.* — L'anesthésie de la sensibilité générale tactile est loin d'être aussi fréquente chez les aliénés qu'on l'a cru pendant longtemps. L'opinion, si universellement admise, que les aliénés sont insensibles au froid, au chaud, et en général à tous les modificateurs externes, cette opinion n'a pu résister à l'étude expérimentale des faits. Il n'en est pas moins vrai que dans la mélancolie on rencontre fréquemment des anesthésies diverses.

Chacune des trois sensations de contact, de température, de douleur, peut être abolie isolément, ce qui prouve bien leur indépendance réciproque. Cependant c'est l'*analgésie* (anesthésie de la douleur) qui est de beaucoup la plus fréquente et la plus importante, et quand elle existe, elle est généralement accompagnée de l'anesthésie de contact et de la thermo-anesthésie.

Landry prétend que lorsque le tact est aboli, la sensation de chatouillement l'est également. Cependant Beau a vu disparaître le chatouillement alors que le contact continuait à être senti.

Vulpian a observé une hystérique chez laquelle toute sensibilité cutanée était annulée, sauf la faculté de sentir une très-vive température.

Par contre, Puchelt de Heidelberg a rapporté une observation où à la suite d'une attaque d'apoplexie, la sensibilité à la température était exclusivement abolie.

La sensation de douleur peut disparaître alors que, celle de contact persiste : Luys a appris d'un malade très-intelligent, opéré d'une fistule anale, et habitué à se rendre exactement compte de ses impressions, que pendant son sommeil anesthésique, il eut la notion exacte du point incisé, qu'il sentit l'action de l'instrument tranchant sur ses tissus, et qu'il fut simultanément surpris (n'ayant pas perdu complétement connaissance au moment du débridement), de ne pas ressentir une douleur proportionnée à l'étendue de l'incision qui lui était pratiquée (Luys, *loc. cit.*, p. 314).

A l'époque où l'hypnotisme préoccupait tous les esprits, Guérineau de Poitiers communiqua à l'Académie de médecine l'histoire d'une amputation de cuisse chez un homme qui lui avait dit : « J'ai senti « (sans douleur) ce qu'on m'a fait, et la preuve, c'est « que la cuisse a été coupée au moment où vous me « demandiez si j'éprouvais quelque douleur. » (Mathias Duval, art. *Hypnotisme* du *Dictionn. de méd. et de chir. prat.*, t. XVIII, p. 146.)

Une malade de Leuret se pince fortement pour prouver qu'elle est insensible : Leuret la pince lui-même; mais sa figure n'exprime ni la douleur physique ni la contrainte; elle dit : Je *sens* bien, mais je n'ai pas mal (Leuret, *Fragm. psychol.*, p. 410).

En général il est facile d'apprécier l'existence de ces anesthésies (1) : le malade peut être piqué, pincé,

(1) L'emploi du compas de Weber est généralement impraticable chez les aliénés.

coupé, brûlé, sans trahir aucune espèce de souffrance. Mais chez les aliénés il faut se méfier du résultat de ces épreuves : car certains d'entre eux, poussés par leurs idées délirantes, savent comprimer toute manifestation extérieure de la douleur ; — d'autres sentent la douleur, mais ne peuvent témoigner par aucun signe extérieur les souffrances qu'ils endurent : c'est le cas pour beaucoup d'aliénés en état de stupeur. Enfin, il en est chez lesquels la douleur est perçue, mais qui sont incapables de la rapporter à sa véritable cause, et surtout de la localiser : ils ont perdu ce que Wundt appelle le *sens du lieu*, c'est-à-dire la faculté de localiser les sensations. C'est presque toujours le cas chez les paralytiques.

Dans mes nombreuses recherches à cet égard, il m'est arrivé de constater les faits les plus singuliers. Un aliéné aveugle, dont je rapporte l'observation plus loin (Obs. 20), chez lequel j'explorai un jour la sensibilité de la peau du crâne, au moyen d'une épingle, ne parut éprouver aucune souffrance. « Ah ! dit-il en « souriant, voilà les Anglais qui brûlent Jeanne Darc ! » C'est tout ce que j'en pus tirer.

J'ai observé bien des mélancoliques qu'une première piqûre, faite à l'improviste, faisait tressaillir, en leur arrachant un gémissement de douleur, — ce qui prouvait bien que la sensibilité n'était pas abolie, —et qu'ensuite je pouvais pincer, piquer, chatouiller, sans que leur physionomie trahît aucune souffrance. Évidemment ce n'est pas là de l'anesthésie véritable : la sensation douloureuse est perçue, et si elle ne se traduit pas au dehors par les signes habituels de la douleur, cela tient à des circonstances accessoires.

Dans les cas où la douleur est perçue et où le malade peut rester impassible, il faut admettre cependant, si puissant que l'on suppose d'ailleurs l'empire de la volonté, — ou que la sensibilité réflexe est abolie, ou que la sensibilité elle-même est notablement affaiblie. Qu'on se rappelle seulement combien, avec la résolution la mieux arrêtée, il est difficile d'endurer, ne fût-ce qu'un instant, le chatouillement le plus léger! Si chez l'aliéné la sensation avait la même acuité, pourrait-il y rester indifférent?

Il faut aussi tenir compte des différences individuelles : «Il est des peuples, dit Montesquieu, qu'il « faut écorcher pour les chatouiller, » et nous voyons journellement des gens que la douleur physique effleure à peine.

L'insensibilité au chatouillement existe chez les aliénés, qui laissent couler leur salive ou les mucosités de leur nez sans faire aucune tentative pour les enlever; — qui supportent que des myriades de mouches viennent s'établir dans les parties douées de la sensibilité la plus exquise, telles que l'entrée des narines, l'angle des paupières, les lèvres, le conduit auditif, etc.

On trouve la thermo-anesthésie chez ceux qui, au milieu de l'hiver, par les froids les plus rigoureux, quittent leurs vêtements, se roulent par terre, se frottent avec volupté avec la neige, et resteraient, si on ne les en empêchait, nuit et jour étendus à peu près nus sur le sol ou sur le carreau de leur cellule (1);

(1) On pourrait supposer que chez ces malades il existe parfois une chaleur interne telle qu'ils recherchent le froid pour se soulager. — Une aliénée mélancolique, atteinte de pneumonie

chez lesquels on voit survenir des congélations du nez, des mains, des pieds, etc., sans qu'ils paraissent s'en apercevoir; — chez ceux aussi, qui, par un soleil ardent, se laissent brûler la peau du visage, du cou, des membres, sans se plaindre des érytrhèmes souvent très-graves qu'ils s'attirent.

Quand la thermo-anesthésie est accompagnée d'analgésie, ce qui est le cas le plus ordinaire, les brûlures même les plus graves n'éveillent aucune douleur.

J'ai connu une villageoise qui, dans un accès de délire religieux, se mit le poignet sur un brasier ardent et le laissa consumer; — une jeune fille qui se précipita dans un fourneau de calorifère pour mériter le martyre : elle eut d'affreuses brûlures sur tout le corps, et ne commença à manifester quelque douleur que lorsque ses plaies se mirent à bourgeonner.

Un mélancolique à prédominance d'idées religieuses exaltées choisit le jour de son mariage pour aller s'étendre sur un brasier qu'il avait préparé lui-même, et sur lequel il eut la présence d'esprit de se retourner pour rendre la combustion plus complète. (Morel, p. 325.)

Morison cite un malade de Bedlam qui se plaça le derrière de la tête sur le feu, jusqu'à ce que la plus grande partie des enveloppes du crâne fussent brûlées : il guérit de cette horrible blessure.

Tel est aussi ce mélancolique qui se brûla volontairement, et qui conserva un air de gaieté parfaite, bien

---

avec forte fièvre, se couchait nue sur le carreau de sa cellule au milieu de l'hiver; elle recherchait la fraîcheur. Elle guérit parfaitement de sa pneumonie.

que jambes, cuisses et fesses fussent brûlées jusqu'aux os, qui étaient eux-mêmes calcinés (*Zeitschr. f. psych.*, XI, 1854).

L'*analgésie* seule permet de comprendre que des aliénés puissent se mutiler, se torturer avec une sorte de volupté, qu'ils supportent avec une indifférence parfaite les lésions souvent très-graves qui leur surviennent par accident, et que les opérations mêmes les plus douloureuses n'éveillent chez eux aucune sensation pénible.

Les annales de la science ont enregistré sous ce rapport les faits les plus incroyables, auxquels ne le cèdent pas en horreur ceux que chacun de nous a pu observer lui-même.

J'ai vu un mélancolique qui avec un clou s'était ouvert le ventre; — un autre qui avec un mauvais couteau, s'est enlevé les deux testicules; — un troisième qui, sous l'influence d'une hallucination, s'enlève le pouce d'un coup de hache. En ce moment même je soigne un homme de 33 ans, aliéné depuis sept ans, et qui récemment, dans un accès de lypémanie, s'est écrasé la main gauche en la plaçant sur une pierre et en la frappant violemment avec un gros bâton : tous les doigts de cette main ont eu leurs os brisés; il a fallu amputer plusieurs phalanges, extraire un grand nombre d'esquilles, sans que le malade parût en ressentir de la douleur.

On a cité un aliéné qui s'est arraché les deux yeux (*Journ. de Damerow*, 1845); — un autre qui s'est amputé lui-même l'avant-bras (Guislain, I, p. 240); mais l'exemple le plus horrible est celui de Lovat, ce cordonnier de Venise dont Esquirol a rapporté l'histoire, et qui, après s'être coupé les parties génitales, en vint à se crucifier lui-même.

L'anesthésie peut être *locale* ou *générale*, c'est-à-dire n'exister que dans certains points limités du corps, ou envahir le tégument externe tout entier. Quelle que soit son étendue, elle se rattache à des causes diverses que j'aurai à examiner plus loin.

Observation 1.

Hystérie. — Délire mélancolique. — Anesthésie cutanée pendant les attaques. — Amaurose hystérique. — Illusions et hallucinations de la sensibilité générale. — Impulsions instinctives.

Madame R..., née en 1834, est petite, maigre, de constitution sèche, d'un tempérament lymphatico-nerveux. Elle a commencé par embrasser la vie religieuse; mais, après quelques années passées dans un couvent, elle dut le quitter, à cause d'une maladie nerveuse dont elle était atteinte (probablement l'hystérie). Elle épousa alors son beau-frère, devenu veuf récemment, en eut un enfant qui ne vécut pas, et concentra toute son affection sur son mari et sur un fils que celui-ci avait eu de son premier mariage. La mort de son mari (1873), fut pour elle un coup terrible : les attaques d'hystérie devinrent plus fréquentes et plus fortes; l'intelligence se troubla, et madame R... fut amenée à l'asile en février 1874.

On observe chez cette malade une mobilité extraordinaire : constamment en mouvement, elle remue les jambes, les bras, la tête, sans s'arrêter un instant. Elle se lève, fait quelques pas, se rassied, ôte son bonnet, le remet, et tout cela en moins de temps qu'il n'en faut pour l'écrire. Elle commence une phrase, puis passe à un autre sujet, répond à la hâte, d'une manière saccadée, aux questions qu'on lui fait; et, pendant qu'on lui parle, on la voit tout d'un coup sauter sur son siége, saisir le premier objet qui lui tombe sous la main, et le lancer, soit par la fenêtre, soit sur une autre malade. C'est ainsi qu'elle déchire ses robes, ses mouchoirs, qu'elle détruit et abîme tout ce qu'elle peut atteindre. Dès qu'on la contrarie, elle entre dans d'épouvantables colères, et frappe, mord, griffe, donne des coups de pied. Quelquefois elle tourne sa colère contre elle-même, et plusieurs fois déjà elle a cherché à s'étrangler.

Ces accès d'agitation rendent Mme R... très-dangereuse, parce qu'ils surviennent subitement, d'une manière tout à fait instinctive.

La première grande crise de Mme R... eut lieu le 1er mars, quelques jours après son entrée. Déjà antérieurement elle en avait eu plusieurs, mais moins longues. A la suite d'une contrariété, elle eut des convulsions, tomba roide et inanimée; pendant plus d'une heure tous ses membres furent contracturés, violemment tordus sur eux-mêmes : l'*insensibilité cutanée* était absolue, comme je pus m'en assurer. Quelques frictions avec l'éther sur la colonne vertébrale la rappelèrent à elle, et, avec la connaissance, la sensibilité revint peu à peu.

Depuis cette époque, je pus, à diverses reprises, constater des anesthésies partielles, survenant même sans attaques, et qui généralement ne duraient que peu de temps. Plusieurs fois la malade se plaignit de ne pas voir, tantôt de l'œil gauche, tantôt de l'œil droit : au bout de quelques jours l'œil reprenait ses fonctions. N'y avait-il pas là une amaurose hystérique analogue aux anesthésies cutanées, et se rattachant à la même cause? L'examen ophthalmoscopique ne put être fait à cause de l'indocilité de la malade.

Mme R... est souvent triste, elle pleure au souvenir de son mari. Dans d'autres moments elle se figure qu'il n'est pas mort, et se persuade que c'est moi. Elle a des hallucinations nocturnes : des hommes viennent dans son lit, la découvrent, se couchent sur elle, l'empêchent de respirer, et se livrent à des actes « qu'elle ne permettait qu'à son mari ». — Quelquefois ces hommes soufflent sur elle, ou même lui mettent des grenouilles dans le lit.

Elle a des hallucinations de la vue : elle voit dans le clocher de la chapelle un homme qui lui fait des grimaces, lui donne des soufflets, etc.

La menstruation est régulière, les fonctions digestives s'exécutent bien. Depuis que Mme R... est à l'asile, elle est devenue un peu plus calme; mais au fond la situation n'a pas changé. Chez cette malade l'anesthésie peut être incontestablement rattachée à l'hystérie : toute la sphère des sensations est profondément troublée. Ce qu'il y a de remarquable, c'est la coïncidence de l'amaurose hystérique avec les autres phénomènes anesthésiques.

Observation 2.

Hérédité.— Lypémanie anxieuse. — Attaques cataleptiformes. — Anesthésie externe alternant avec l'hypéresthésie. — Hallucinations et illusions de tous les sens. — Phthisie pulmonaire.

D..., employé de fabrique, âgé de 33 ans, entré le 25 mars 1862. Grand, maigre, il paraît considérablement affaibli : il présente les signes d'une phthisie pulmonaire avancée. Chaque jour il a de la fièvre, des sueurs profuses; souvent il a du dévoiement. Il tousse beaucoup; l'expectoration purulente est très-abondante.

D... a eu un frère aliéné qui est mort à l'asile. Il a mené une vie très-irrégulière, était grand chasseur et a fait toutes sortes d'excès. Il y a cinq ans, maladie vénérienne très-grave. Il y a deux ans, premiers symptômes de la phthisie pulmonaire, coïncidant avec une hypochondrie intense. Cette hypochondrie s'est successivement transformée en délire hypochondriaque, puis en délire de persécutions : cinq jours avant son entrée, D..., se croyant poursuivi par les frères d'une de ses anciennes maîtresses, a tenté de s'empoisonner avec des allumettes, tentative qui, prévenue à temps, n'eut pas de suites fâcheuses.

A son entrée, D... gémit sans cesse; il demande en pleurant qu'on le guérisse; il ne mérite pas la mort, il n'est pas un si grand coupable. Assailli par des craintes continuelles, il croit qu'on veut lui verser du plomb fondu dans la bouche, lui arracher les yeux; ses aliments sont empoisonnés, il lui brûlent l'estomac, et souvent il refuse de manger. Quand on le touche, il pousse des cris de douleur : « Vous me faites mal! vous me brûlez ! » Il entend crier : Qu'on le tue, le misérable! — Un jour il demande qu'on l'enferme seul, afin qu'il ne communique pas la vérole à tous les autres malades.

A mesure que la phthisie fait des progrès, il souffre davantage, et son délire devient plus intense. Parfois, sans motif apparent, il a de véritables crises cataleptiformes : tout d'un coup il parcourt la chambre à grands pas, les mains jointes, en proie à une exaltation considérable. Puis il se jette par terre, les bras et les jambes étendus en croix, et, sanglotant, il crie avec l'accent d'une profonde angoisse : « Laissez-moi ! » — Ces accès se prolongent quelquefois pendant plusieurs heures : il est alors tout à fait insensible : l'on peut le piquer, le pincer, le brûler sans qu'il accuse aucune douleur. Le pouls est normal, la respiration n'offre rien de particulier, la chaleur de la peau est modérée ; nulle trace de congestion vers la tête. Peu à peu il se calme, et bientôt la sensibilité reparaît.

D... mourut dans le marasme le 22 septembre 1862. Le délire n'avait présenté aucune rémission jusqu'au dernier moment.

Ici l'anesthésie alternait avec l'hypéresthésie cutanée ; elle ne survenait que pendant des crises cataleptiformes qui se rapprochaient de l'*extase*.

Dans les épidémies de folie si fréquentes au moyen âge, le délire revêtait presque invariablement le caractère religieux, et l'hystérie, la catalepsie, l'extase en étaient les complications habituelles. Aussi l'anesthésie était fréquente. Les juges des procès de sorcellerie le savaient bien, et ils faisaient rechercher avec soin sur le corps des accusés s'il n'y existait pas des points insensibles : c'était la *marque de Satan, stigma diaboli.* Malheur à celui chez qui la piqûre faite par un chirurgien ignorant ou une matrone fanatisée n'éveillait aucune douleur ! Sa culpabilité était évidente : Satan lui avait communiqué le *sort de la taciturnité.* Le malheureux Urbain Grandier fut martyrisé de la sorte.

Une femme âgée, brûlée au XVe siècle comme sorcière à Strasbourg, se fit remarquer par une complète insensibilité aux plus cruelles tortures. (V. Calmeil, *De la folie*, I, p. 160.)

Dans l'hystéro-démonopathie qui fut observée à Auxonne au XVIIe siècle, l'évêque de Châlons ayant commandé au démon qui possédait la nommée Denise de suspendre la sensibilité chez cette fille et de la rendre inaccessible à la souffrance, on put lui enfoncer une épingle sous la racine de l'ongle sans obtenir un signe de douleur (*id.*, II, p. 134).

Les convulsionnaires de Saint-Médard, au XVIIIe siècle, se soumettaient aux supplices les plus cruels, et, loin d'en ressentir de la souffrance, paraissaient en éprouver les plus vives jouissances. « Une convulsion- « naire, dont l'histoire est rapportée par Carré de « Montgeron, se mettait en arc au milieu de la chambre « soutenue par les reins sur la pointe d'un bâton.... « Dans cette posture, elle criait : Biscuit ! biscuit !... « Il s'agissait d'une pierre pesant environ 50 livres, at- « tachée à une corde qui passait par une poulie fixée « au plafond de la chambre. Lorsque cette pierre était « élevée jusqu'à la poulie, on la laissait retomber sur « l'estomac de la fille, à plusieurs reprises, ses reins « portant toujours sur le pieu (*id.*, II, 377).... D'au- « tres se heurtaient avec violence la tête contre les « murs, se faisaient tirer les quatre membres par des « hommes très-forts, donner jusqu'à 4.000 coups « de bâton dans une séance ; — d'autres s'enfonçaient « des épingles dans la tête, se pendaient à un clou à « crochet, se faisaient crucifier, etc. (*Id.*, 372.)

Toutes ces atrocités, toutes ces extravagances, nous les verrions de nos jours si nos aliénés étaient en liberté. N'est-ce pas, du reste, ce que font encore les pénitents indous? Un magistrat de nos colonies qui a longtemps habité l'Inde et qui l'a soigneusement étudiée, raconte ainsi les faits dont il a été le témoin oculaire : « D'autres fakirs s'imposent les supplices les plus incroyables : l'un s'arrache avec une tenaille les ongles des pieds et des mains ; un autre se coupe la première phalange de chaque doigt, ou emploie sa main droite à couper sa main gauche, qu'il jette au milieu des assistants ; il cautérise son moignon sur un brasier, et tout est dit. Un autre s'arrache les deux yeux lentement, posément, et comme s'il prenait un plaisir extrême à se livrer à pareille besogne. D'autres encore se coupent la langue ou les paupières, les lèvres, le nez, les attributs de la virilité ; ou bien se mettent les deux pieds dans un brasier ardent et ils laissent leurs membres se carboniser, les yeux levés au ciel comme en extase, et sans donner l'apparence de la moindre douleur. » (L. Jacolliot, *Voyage au pays des perles*. 1874.)

L'anesthésie peut se montrer dans la lypémanie sans qu'il y ait ni hystérie, ni catalepsie, ni extase, ni stupeur.

Observation 3.

Hérédité. — Délire de persécutions. — Démence. — Anesthésie externe. — Phthisie pulmonaire.

Né en 1839, Edg. B... a toujours été d'un caractère froid et réservé, d'un cœur très-bon. Constitution bonne, tempérament lymphatico-sanguin. Après avoir fait d'excellentes études, E... a été reçu dans un bon rang à l'École polytechnique.

La mère de ce malade est morte jeune, de phthisie pulmonaire. Le père était d'un caractère extrêmement original; un oncle paternel s'est suicidé; enfin, du côté paternel, la famille renferme un grand nombre de fous et d'originaux.

La deuxième année de son séjour à l'École polytechnique, E..., qui jusque-là avait bien travaillé, commença à se relâcher de son zèle et à s'occuper d'une foule de choses qui n'avaient aucun rapport avec ses études. Il envoyait à son frère, qui était ingénieur, des modèles de machines fantastiques; il prétendait avoir trouvé le moyen de faire voler l'homme au moyen d'un système de plumes; il proposait de recouvrir les vaisseaux d'écailles, afin de les faire ressembler à despoissons; enfin il commença à s'occuper de spiritisme, et il se mit en rapport avec les spirites les plus connus de Paris.

Bientôt il donna sa démission et commença ses études en médecine; mais un mois s'était à peine écoulé qu'il partit brusquement de Paris pour se rendre dans une ville de l'Est où il avait des parents. Il alla droit chez le procureur impérial et déposa une plainte contre les jésuites qui voulaient le faire périr. Rendu à sa famille par les soins de ce magistrat, E... fut immédiatement placé dans un asile d'outre-Rhin, d'où, après un séjour de plus de deux ans, il nous fut amené (1862).

A son entrée, la santé physique paraît bonne. E... est gras, sa figure est bien colorée. On remarque sur la tête, aux mains, sur les bras, un grand nombre de plaies, les unes cicatrisées, les autres encore en suppuration, que le malade s'est faites lui-même, soit en se frappant violemment contre les murs, soit en se brûlant avec son cigare. Il est tranquille, ne répond guère à ce qu'on lui dit, et ne paraît pas avoir conscience de son changement de résidence. Il est tout à fait incohérent, mais paraît cependant dominé par de vagues idées d'humilité : il veut desservir la table, porter la vaisselle à la cuisine ; il fait son lit, balaye la cour, etc. Souvent il parle sans interruption pendant plusieurs heures de suite, mais sans que ses paroles aient aucune suite, aucune liaison entre elles.

Il faut exercer sur lui une surveillance de tous les instants. Dès qu'on le perd de vue, il se précipite la tête en avant contre un mur, ou contre un arbre ; il fait des culbutes en ayant soin que la tête vienne frapper contre le sol. Lui donne-t-on un cigare, il l'applique tout enflammé sur sa main qu'il brûle jusqu'à l'os. Ou bien il place son doigt sur une lampe allumée, et quand les chairs sont bien brûlées, avive la plaie avec les ongles.

La peau des mains, des bras, de la tête, est tout à fait insensible ; les plaies qu'il s'y fait ne lui causent aucune souffrance. Il s'exposerait volontiers à toutes les intempéries, au soleil le plus ardent ou au froid le plus vif.

Vers le mois de novembre 1862, E... commença à maigrir et à tousser ; bientôt il ne quitta plus l'infirmerie. Une phthisie galopante l'emporta dans les premiers jours de 1863, sans que son état mental ait varié jusqu'à la fin, et sans que l'insensibilité cutanée ait disparu. La maladie pulmonaire paraissait au contraire le faire souffrir beaucoup et lui arrachait des gémissements douloureux.

Observation 4.

Allaitement prolongé. — Lypémanie suicide. — Délire religieux. — Anesthésie cutanée. — Phthisie pulmonaire.

La femme S..., entrée au mois d'août 1873, à l'âge de 37 ans, a eu, il y a six ans, à la suite d'un allaitement prolongé, un accès de folie de courte durée.

Le délire actuel remonte à six semaines ; il a également pour cause l'allaitement.

Cette malade est maigre, affaiblie, de constitution grêle, de tempérament lymphatique. Depuis plusieurs jours elle a refusé de manger, et elle porte sur le corps de nombreuses ecchymoses provenant des coups qu'elle s'est donnés.

Elle se croit coupable de plusieurs crimes ; le diable s'est emparé d'elle. Elle fait des tentatives incessantes pour se détruire, se frappe la tête contre les murs, se jette par terre, etc. Une blessure qu'elle se fait au front détermine un érysipèle de la face (7 août). Maintenue au lit, où il faut la tenir attachée, S... continue ses tentatives : « Dieu, dit-elle, veut faire des miracles sur elle ! » Un jour elle parvient à s'arracher deux dents ; uue autre fois elle s'arrache une poignée de cheveux. On la surprend mangeant ses excréments, alors qu'elle fait des difficultés inouïes pour prendre un aliment quelconque.

La santé physique est déplorable ; S... offre tous les signes d'un ramollissement tuberculeux des deux poumons. Les gencives, sans cesse irritées par les manœuvres auxquelles elle se livre, sont saignantes, fongueuses ; elle parvient encore, malgré toutes les précautions, à s'arracher plusieurs dents. Même dans son lit, maintenue par la camisole, elle cherche à se frapper la tête contre les montants de fer, à s'étouffer dans ses oreillers, etc.

Elle succombe dans le marasme deux mois après son entrée.

Vivant à une autre époque, la femme S... eût été probablement brûlée comme sorcière ; telle était cependant chez elle l'analgésie cutanée, qu'elle eût supporté les tortures les plus cruelles sans souffrir.

Observation 5.

Délire de persécutions. — Illusions et hallucinations de la sensibilité générale. — Analgésie de la peau du crâne et de la face.

G... est né en 1846; il est célibataire, cultivateur dans un pauvre village perdu dans la montagne. L'aliénation remonte à plusieurs mois ; il est amené à l'asile en février 1874, sans aucune espèce de renseignements.

C'est un homme de taille moyenne, de constitution grêle, d'un tempérament lymphatique. La peau du visage a une teinte jaunâtre, les lèvres sont pâles, les paupières légèrement bouffies ; cependant il n'y a pas d'albumine dans les urines, et ni le cœur ni le foie ne sont malades. G... est triste, il parle peu. Il passe sa journée immobile dans un coin, sans vouloir s'occuper de rien ; il ne fait même pas son lit le matin. Souvent il pleure. Il fait de grandes difficultés pour manger, et au début de son séjour, il a fallu plusieurs fois recouvrir à la sonde œsophagienne. G... a eu quelques accès d'agitation : alors il s'anime, il veut s'en aller, il dit qu'il aime mieux mourir que d'être ainsi tourmenté ; on l'empêche de respirer, on lui serre la poitrine, on lui brûle la peau, on lui fait du mal partout.

Un jour, à l'imitation d'un autre malade, il se précipite la tête la première dans un bassin plein d'eau ; une autre fois il cherche à s'évader.

Au mois de juin 1874, il paraît un matin à la visite, s'étant arraché complétement tous les cheveux sur la moitié postérieure du crâne : « Au moins, dit-il, on me reconnaîtra quand j'irai chez moi ! » On constate facilement que sur toute la surface ainsi dénudée, et même sur le reste de l'étendue du cuir chevelu, la peau est complétement analgésique. La sensibilité de contact paraît conservée, car, quand on lui enfonce une épingle dans la peau du crâne, il dit qu'on lui tire un peu les cheveux, mais sans lui faire de mal.

Août 1874. Le malade est dans le même état. Il a quelques vagues idées de grandeur : il se croit chevalier, possède des canons, donne des ordres, etc.

Chez un autre de nos malades, j'ai observé la même insensibilité que chez G... C'est un monomane religieux qui s'intitule Dieu, empereur universel ! Il s'est arraché littéralement tous les cheveux et toute la barbe, et il m'a souvent affirmé qu'il avait pu le faire sans ressentir aucune douleur. Je me suis, du reste, convaincu par de nombreuses épreuves que l'analgésie est complète.

Les sensations de contact, de température, de douleur, ne sont pas bornées au tégument externe : elles existent également dans les organes internes. De telle sorte que chacun de nos organes, non-seulement est doué de sa sensibilité organique propre, mais possède également, quoique d'une façon plus obtuse, la sensibilité générale tactile.

La sensibilité organique du tube digestif n'est éveillée que par les aliments, mais tout corps étranger y révèle sa présence par une sensation de gêne ou de douleur.

Quand nous voyons un aliéné avaler des substances dégoûtantes, mais qui après tout sont alimentaires, nous expliquons ce fait par une simple aberration du goût et de l'odorat.

Mais comment expliquer qu'ils avalent des pierres, du sable, des clous, de la paille, du charbon, etc., et que ces objets séjournent impunément dans leur estomac ?

Morel a trouvé dans l'estomac d'un aliéné un bondon de tonneau entouré de linge qui y avait séjourné pendant plusieurs mois sans inconvénient apparent (*loc. cit.*, p. 333).

Ulric Heusesser avait dans son estomac et ses intestins des lames de fer et autres objets ; A. Paré, qui rapporte son histoire, s'en émerveille grandement et ne doute pas que ce ne fût le diable qui les y avait entassés. Il n'était pas rare de trouver dans le corps des hallucinés du moyen âge « mille choses étranges, « comme vieux panneaux, os, ferrements, clous, « épines, fil, cheveux, morceaux de bois, serpents et « autres objets monstrueux. » (A. Paré, édit. Malgaigne.)

Il est clair que toutes ces anomalies supposent une anesthésie de la muqueuse digestive (1). De même c'est par suite de l'anesthésie de la muqueuse génito-urinaire que l'on peut expliquer que des aliénés s'introduisent dans l'urètre ou dans la vessie des corps étrangers, comme il en existe des exemples.

2° *Sensibilité générale interne* (sensations organiques, besoins). — Il est des aliénés mélancoliques qui refusent avec une obstination invincible les aliments, les boissons ; — d'autres qui retiennent leur urine, leurs matières fécales ; — quelques-uns se tiennent immobiles, pendant des journées entières, dans les positions les plus fatigantes, en obligeant leurs muscles aux actions les plus incommodes. Quelle est la cause de ces phénomènes ?

Je veux bien admettre que ces actions insolites leur sont commandées par leurs idées délirantes. Cependant, s'il est un caractère commun à tous nos besoins organiques, c'est leur irrésistibilité. C'est en vain qu'à l'état normal nous essayerions de lutter contre la faim, la soif, le besoin d'uriner ; c'est en vain que nous chercherions à astreindre nos muscles à une action longtemps prolongée : tous nos efforts seraient vains ; notre résistance ne pourrait dépasser une limite très-étroite, et bientôt nous succomberions à une souffrance extrêmement vive. C'est à ces sensations in-

---

(1) Cette anesthésie de la muqueuse digestive existe également dans certaines névroses, et notamment l'hystérie. On la voit quelquefois chez les femmes enceintes. On l'observe également dans la rage ; l'estomac des chiens enragés est rempli de pierres, de paille, de chiffons, etc.

ternes que s'applique le mot de Bacon : « On ne commande à la nature qu'en lui obéissant. »

Chez certains mélancoliques, ces besoins sont comme s'ils n'existaient pas : il en est qui prolongent leur jeûne jusqu'à mourir de faim.

Quels que soient leurs motifs déterminants, il faut bien admettre que chez eux le mode de sentir est modifié, qu'il a perdu de son intensité, que le sensorium n'est plus affecté aussi énergiquement. De pareilles privations sont à la sensation de la faim ce que les tortures impassiblement supportées sont à la sensation de la douleur (Axenfeld, p. 351). En supposant même, ce qui est hors de doute, qu'au début ces aliénés aient à surmonter une vive souffrance, bientôt, par suite d'un enchaînement pathologique auquel ils ne sauraient se soustraire, la sensibilité organique elle-même s'émousse, s'anesthésie.

Il faut donc admettre chez les aliénés jeûneurs (et ces considérations s'appliquent aux anesthésies des autres sensations organiques) une anesthésie du sentiment de la faim, tantôt primitive, comme dans les maladies aiguës, — tantôt secondaire, celle-ci n'arrivant qu'après une abstinence plus ou moins prolongée. Mais il y a toujours anesthésie.

Certains malades guéris, assez intelligents pour rendre compte des phases de leur maladie, racontent que s'ils ont pu rester sans manger, c'est que la faim était totalement absente. D'autres, au contraire, disent qu'après avoir horriblement souffert pendant les premiers jours de leur abstinence, ils avaient pu ensuite s'y habituer, et qu'il leur avait été très-facile de rester sans manger.

Une femme qui, au début d'un accès de lypémanie, était restée quatre jours entiers sans manger ni boire, m'a souvent affirmé que pendant ces quatre jours elle n'avait ressenti ni faim ni soif.

Un de nos épileptiques, sujet, à intervalles irréguliers, à des paroxysmes d'attaques, auxquels succède un délire mélancolique avec idées de meurtre et de suicide, reste alors pendant quatre ou cinq jours sans prendre absolument aucune nourriture. Ce n'est que le cinquième jour qu'il se remet à manger, et ce retour de la faim signale la terminaison de l'accès. Lui aussi prétend que s'il ne mange pas, c'est que cela lui serait complétement impossible.

T... se croit le Christ : il a voulu cet hiver faire un jeûne de quarante jours, et pendant trente-deux jours consécutifs, il a fallu le nourrir avec la sonde. C'est un malade intelligent : « Les premiers huit jours, m'a-« t-il dit, j'ai souffert horriblement ; mais après ce « temps j'éprouvais seulement, à l'heure des repas, un « frémissement dans le ventre, un choc dans l'estomac, « et la faim disparaissait. » Il se soumettait d'ailleurs de fort bonne grâce au cathétérisme.

Observation 6.

Lypémanie suicide. — Anesthésie cutanée. — Anesthésie de la faim. — Alimentation forcée pendant deux mois.

Rose L..., petite, brune, bien constituée, âgée de 26 ans au moment de son entrée (avril 1874), présente les signes d'une lypémanie suicide portée à un haut degré. Elle se frappe la tête contre les murs, se jette par terre dans les escaliers ; elle se renferme dans un mutisme presque absolu. Elle a, au moment de son entrée, des plaies profondes aux deux bras, provenant des liens avec lesquels on l'avait garrottée. Ces plaies guérissent assez vite, sans avoir paru jamais la faire souffrir.

Les premiers jours, L... mange difficilement : cependant on parvient encore, à force d'instances, à lui faire prendre quelques aliments ; mais bientôt la résistance devient invincible, et dès le 2 juin, il fallut recourir à l'emploi de la sonde œsophagienne. L'introduction de la sonde est facile, mais il faut que plusieurs personnes maintiennent la malade, qui fait les efforts de résistance les plus désespérés. Quand la sonde est introduite dans l'estomac, L... se roidit, contracte tous ses muscles, arrête la respiration, et très-souvent alors le liquide, qui a déjà pénétré dans l'estomac, reflue au dehors par la sonde. Ces efforts se renouvellent jusqu'à ce que L..., épuisée de fatigue, ne puisse plus contracter aussi violemment ses muscles : alors l'opération s'achève facilement. Mais, dès qu'elle est débarrassée de la sonde, elle fait de nouveaux efforts pour se faire vomir, et il faut la tenir encamisolée pour l'empêcher de porter ses doigts au fond de la gorge.

Elle continue à se frapper avec violence le front contre les murs, contre les bancs ; elle arrive ainsi à se faire de grandes ecchymoses au front, au nez, aux yeux. Un abcès se développa au front, et il fallut l'inciser.

L'alimentation par la sonde dut être pratiquée pendant deux mois (du 2 juin au 2 août), sans que jamais elle voulût consentir à prendre quoi que ce soit, ni qu'on pût en tirer une autre réponse que celle-ci : « Faites manger les autres, je n'en ai pas besoin ! » Le 31 juillet, elle pesait 37 kilogrammes !

A partir du 2 août elle prend du chocolat le matin et quelques aliments dans la journée; mais elle continue ses efforts pour se faire vomir. Elle raconte à la sœur que si elle a refusé de manger si longtemps, c'est qu'elle espérait mourir. Voyant que par la sonde on la nourrissait suffisamment, elle s'est remise à manger, mais elle cherche à mourir autrement, et son visage comme, du reste, tout son corps, est rempli d'ecchymoses et de contusions des coups qu'elle se porte, et dont elle ne paraît nullement souffrir. Au visage, qui est le plus maltraité, l'analgésie est complète. Un nouvel abcès au front, s'étendant sur le sommet du crâne, a dû être incisé le 10 septembre sans qu'elle manifestât aucune douleur.

Ce qu'il faut remarquer chez cette malade, c'est la coïncidence remarquable de l'anesthésie de la faim avec l'anesthésie externe.

Chez les aliénés, dont le délire mélancolique est greffé sur une paralysie générale, les anesthésies de la sensibilité générale sont très-multipliées. En voici un exemple assez remarquable :

Observation 7.

Paralysie générale. — Idées de grandeur. — Délire mélancolique. — Anesthésies externes et internes. — Mort. — Autopsie.

B..., né en 1835, ouvrier mouleur, marié et père de famille. Sa conduite a toujours été régulière ; il n'a jamais fait aucun excès. Son salaire, assez élevé, lui permettait de vivre confortablement avec sa femme et ses enfants.

Un mois avant son entrée, sans cause bien évidente, il se manifesta un changement dans son humeur : de taciturne et réservé qu'il était habituellement, B... devint loquace et expansif. Il se plaignit de lassitude générale, de céphalalgie, et il dut quitter le travail. En même temps il nourrit des projets gigantesques : il veut aller à Marseille, fréter des navires, faire le commerce de grains ; on remarque aussi qu'il vole tout ce qu'il trouve, et les objets les plus disparates. Insomnie, inappétence ; — pupilles égales, contractées.

Ces symptômes s'aggravant, B... devint agité ; il s'emportait avec violence contre ceux qui voulaient le retenir et l'empêcher de se livrer à ses extravagances. Il fallut songer à le séquestrer, et il est amené à l'asile le 25 juin 1873.

De haute taille, fortement constitué, B... a une physionomie intelligente. Il présente les signes non douteux d'une paralysie générale au début : affaiblissement musculaire, démarche incertaine, tremblement fibrillaire des lèvres et des muscles de la face ; — embarras de la parole, qui est surtout marqué quand il s'anime ; d'habitude elle est traînante : on voit que B... cherche les mots, qu'il a peine à unir ses idées.

Le délire est un mélange d'idées ambitieuses et hypochondriaques. B... a tant d'argent qu'il ne peut le compter ; c'est lui qui nourrit tout le monde qui est ici. « Aussi, ajoute-t-il en pleurant, est-ce un homme « comme moi qu'on devrait garder ici, et nourrir si « mal ? Voyez mes bras, comme ils sont maigres !

« Regardez comme je suis mal habillé ! Il faut que « je parte, laissez-moi partir ! » — Alors il devient violent et se livre à des voies de fait sur les gardiens qui veulent le retenir.

B... est déjà notablement affaibli et amaigri ; cependant il mange bien.

20 juillet. B... parvient à s'échapper du quartier en escaladant le mur à l'aide d'une planche. Quelques instants après, on le trouve installé près de la chapelle, où sa sœur, dit-il, va le rejoindre pour ouvrir une auberge. Il se laissa ramener sans résistance. Il est probable que B... a des hallucinations de l'ouïe : il a entendu la voix de sa sœur, et il s'est échappé pour la rejoindre.

La maladie continue sa marche lente et progressive, le délire fut toujours caractérisé par le même mélange d'idées ambitieuses et hypochondriaques. Cependant, vers les premiers mois de 1874, le délire hypochondriaque prit le dessus : B... était très-affaibli ; presque chaque nuit il mouillait son lit.

Mars 1874. B... fait de grandes difficultés pour manger : « il n'a plus de dents, plus d'estomac ; tout « ce qu'on lui donne est empoisonné. » Ce n'est qu'à grand'peine que l'on réussit à lui faire prendre quelques aliments.

Avril. Le délire s'accentue. Refus absolu de manger : il n'a plus de cou, plus d'intestins. La sonde œsophagienne ne peut être introduite qu'avec la plus grande difficulté, à cause des efforts désespérés du malade.

16 avril. Amaigrissement et faiblesse extrêmes. Le malade exhale une odeur gastrique extrêmement

fétide ; depuis plusieurs jours il garde le lit. Il meurt le 16 dans le marasme.

Autopsie le 17. — Cadavre extrêmement amaigri.

Crâne. — Os du crâne peu épais. Dure-mère injectée, adhérente aux méninges le long de la faux du cerveau. Les corpuscules de Pacchioni ont un développement énorme.

A sa face interne, la dure-mère offre des deux côtés un grand nombre de petites ossifications, du volume d'une tête d'épingle, faisant saillie sur cette face interne. Au niveau de ces petits noyaux d'ossification, il existe des adhérences avec les méninges.

Les méninges sont épaissies, très-injectées, infiltrées d'une sorte de matière gélatineuse. Pas d'adhérences avec la substance grise, qui est atrophiée, décolorée.

La substance blanche est notablement augmentée de consistance ; dans les ventricules latéraux il y a de la sérosité.

Le cervelet est augmenté de consistance.

Thorax.— Le poumon gauche est carnifié dans son lobe inférieur : il existe là deux foyers du volume d'une noix, remplis d'une sanie purulente grisâtre, exhalant une odeur infecte de gangrène. Le lobe inférieur du poumon droit est également carnifié.

Rien de particulier dans le cœur. Dans le péricarde, quantité notable de sérosité.

Abdomen. — Foie granuleux, friable. — Vésicule du fiel énorme, remplie d'une matière foncée, épaisse, gluante.

L'estomac renferme un peu de liquide alimentaire.

Le gros intestin est rempli dans toute son étendue de matières fécales, durcies, arrondies, d'apparence normale.

L'épiploon est fortement injecté.

La rate et les autres organes ont leur apparence normale.

Outre les anesthésies cutanée et musculaire qui existaient chez B... comme elles existent en général chez tous les paralytiques (1), nous trouvons ici les anesthésies internes les plus variées : celle de la faim, de la soif, du besoin d'exonération.

Les sensations *musculaires* sont fréquemment abolies, sans qu'il y ait nécessairement une altération du système nerveux cérébro-spinal. Ce n'est que par l'anesthésie du sens musculaire que l'on peut s'expliquer les positions forcées, bizarres, dans lesquelles se complaisent un si grand nombre de mélancoliques, ceux notamment qui sont frappés de stupeur.

J'ai soigné un jeune homme de 18 ans, qui, persuadé qu'il avait du poison dans le ventre, et n'ayant plus qu'une idée, celle de s'en débarrasser, resta pendant plusieurs semaines accroupi sur une chaise percée, le corps ployé en deux, les mains pressant le ventre pour en extraire le poison. La famille ne voulut pas se séparer de lui pour le placer dans un asile.

Un ancien étudiant en théologie, tombé, à la suite d'une exaltation religieuse, dans une stupeur pro-

(1) On sait que dans la paralysie générale, la sensibilité externe est altérée dès le début de la maladie.

fonde, se tenait immobile dans un coin, la tête inclinée sur la poitrine, les épaules relevées autant que possible, les bras étendus le long du corps. Même la nuit, il gardait cette position incommode.

Non-seulement, chez ces malades, le besoin d'activité musculaire n'existe pas, mais la fatigue musculaire elle-même n'est pas ressentie, car le membre reste indéfiniment dans la position qu'on lui donne (1). L'anesthésie du sens *génital*, quoique rare, se rencontre aussi bien chez l'homme que chez la femme (hystérie). L'observation suivante en est un exemple remarquable.

Observation 8.

Prédisposition héréditaire. — Lypémanie, délire de persécutions. — Hallucinations et illusions variées. — Anesthésie génitale.

M. X..., âgé de 36 ans, entre en mai 1874. Au dire de la famille, ce malade a toujours été d'un caractère inquiet, taciturne, concentré ; il n'a jamais su prendre aucune résolution. Dans aucun des colléges et institutions où son père l'a successivement placé, il n'a pu rester longtemps ; il s'y déplaisait après un court séjour, et il fallait le changer. Cependant il ne manquait pas d'intelligence, et après avoir terminé ses études classiques, il commença son droit, qu'il abandonna bientôt pour entrer dans une administration, où il arriva assez vite à une position convenable. Et cependant il ne cessait de regretter d'avoir embrassé

(1) Il reste à expliquer pourquoi le muscle, placé dans une position vicieuse, ne cède pas à l'action de la pesanteur, celle-ci n'étant plus combattue par l'activité nerveuse.

cette carrière, et de n'avoir pas plutôt suivi celle de son père.

M. X... a des aliénés dans sa famille : un cousin germain et une cousine germaine de sa mère.

Il est de haute taille (1m,80), fortement charpenté, maigre et d'un tempérament lymphatico-nerveux. Il paraît vigoureusement constitué, et pourtant il n'a jamais pu avoir de rapports sexuels. Une seule fois il a essayé de pratiquer le coït, et il a complétement échoué. Cette impuissance a empoisonné sa vie ; elle l'a rendu encore plus timide, plus ombrageux ; il a fui la société pour laquelle il s'est cru un objet de risée et de mépris, et, dans l'isolement où il s'est réfugié, il s'est adonné à l'onanisme.

L'impuissance de M. X... paraît purement nerveuse ; car il est bien conformé. Les testicules, le pénis, offrent leur apparence normale. Il avoue que lorsqu'il se livre à ses pratiques solitaires, il en éprouve du plaisir, et que l'éjaculation se fait.

La prédisposition héréditaire, l'anesthésie génitale et l'onanisme paraissent être les facteurs de l'aliénation mentale, qui a débuté il y a environ six mois.

X... est devenu plus triste et plus sauvage ; il n'osait plus sortir de chez lui, ni aller au cercle, parce qu'il croyait que tout le monde se moquait de lui. Dans son logement même, il se passe des choses étranges : il entend des craquements dans le plancher et dans la tapisserie ; il sent des odeurs fétides. On lui met quelquefois du feu sous les pieds, du poison dans les aliments. Plus de doute, il a des ennemis qui lui en veulent !...

Il veut les fuir et part pour la ville voisine. Mais là

tout le monde le regarde, le montre du doigt en ricanant ; les femmes se moquent de lui, et disent qu'il est impuissant. — Un monsieur avec qui il a voyagé l'accuse d'avoir fait la cour à sa femme. Effrayé, il reprend précipitamment le chemin de fer, mais à peine en wagon, il y retrouve ce même personnage qui veut le provoquer en duel.....

La famille dut alors le reprendre auprès d'elle, mais le délire s'accentua davantage, il eut des accès d'agitation, et il fallut l'amener à l'asile.

X... est anxieux, inquiet : « Où suis-je?... Que me veut-on?... Je suis perdu !... Sera-ce pour bientôt?... » Il refuse de manger, se roule par terre, crie que la fin du monde est arrivée, et qu'il va mourir. Dans d'autres moments, il se croit transformé en loup, pousse des hurlements, cherche à mordre, se frappe la tête contre les murs. Les nuits sont très-agitées.

Au bout de quelques jours il se calme et peut retourner au milieu des malades tranquilles. Depuis cette époque son état est à peu près stationnaire, malgré les traitements qu'on a essayés. Tranquille, silencieux, il s'isole dans un coin de la cour, et paraît abîmé dans de sombres réflexions. A tout ce qu'on lui demande il oppose une résistance passive : il faut le traîner à table pour le décider à manger ; le soir il ne veut pas se coucher, le matin il fait des difficultés pour se lever. Quand on lui parle, il se borne à hausser les épaules : « Vous savez bien que je suis perdu ! »

La santé physique est améliorée ; il est moins maigre qu'au moment de son entrée.

Il est un genre d'anesthésie qu'il importe encore de

signaler, c'est l'absence du sentiment de maladie qui existe chez la plupart des aliénés mélancoliques. Non-seulement ils n'ont pas conscience du trouble mental qui existe chez eux, ce qui est le cas de presque tous les aliénés, mais qu'il survienne chez eux une affection incidente, très-souvent ils ne s'en aperçoivent pas. Le sentiment de malaise vague, indéterminé, que l'on observe au début de presque toutes les affections aiguës, n'existe pas; et l'on peut voir survenir chez eux des pneumonies, des pleurésies, des anthrax, des hépatites, etc., qui suivent leur cours sans se trahir au dehors par aucun symptôme subjectif.

B. — Hypéresthésie.

De même que la sensibilité générale peut être diminuée ou abolie, de même elle peut être exaltée.

Aussi longtemps que l'exaltation ne dépasse pas une certaine limite, elle ne se traduit que par un surcroît d'activité fonctionnelle. L'exaltation du sens musculaire permet des efforts prolongés, sans que la fatigue soit ressentie : c'est ainsi que des mélancoliques atteints de délire de persécution peuvent marcher des journées entières sans prendre de repos, pour fuir leurs ennemis imaginaires. J'ai connu un de ces malades qui quitte Marseille parce que la police l'y poursuit; il part pour Paris; mais à peine arrivé à Paris, et au moment de sortir de la gare, il voit quelqu'un qui l'observe : vite il court à la gare de l'Est et part pour Strasbourg, où il s'arrête à peine quelques heures et d'où il revient vers Paris.

L'exaltation des sensations digestives fait que la

faim est ressentie, alors même que les circonstances physiologiques qui la provoquent d'ordinaire n'existent pas (faim canine dans certaines gastralgies, — chez les hystériques; — soif dans la sécheresse du pharynx, etc.).

Dès que cette suractivité fonctionnelle va au delà d'un certain point, l'hypéresthésie devient douloureuse, et se confond avec la douleur. Il faut donc admettre que toute hypéresthésie qui dépasse la limite fonctionnelle retentit sur les nerfs dolorifères, et provoque la douleur.

La délimitation exacte entre l'hypéresthésie fonctionnelle et l'hypéresthésie douloureuse n'est pas facile à établir; elle varie d'un individu à l'autre, et chez le même individu, elle présente, par suite de circonstances diverses, les modifications les plus variables.

L'hypéresthésie purement fonctionnelle est rare chez les aliénés mélancoliques, car le caractère essentiel de la mélancolie est la dépression. Cependant chez beaucoup d'entre eux les habitudes d'onanisme paraissent tenir uniquement à une hypéresthésie génitale non douloureuse, et je pourrais citer d'autres faits de même ordre. Mais c'est l'hypéresthésie douloureuse qui est particulièrement fréquente.

A l'hypéresthésie s'appliquent les considérations générales que nous avons appliquées à l'anesthésie : elle peut être générale ou locale, — fugace, mobile, ou au contraire affecter une durée plus ou moins longue. Il n'est pas rare de la voir alterner avec l'anesthésie. Cela se voit notamment chez les hystériques, où le point hypéresthésié est entouré d'une zone plus ou moins étendue, envahie par l'anesthésie, comme si, dit Cabanis, la sensibilité abandonnait certains points pour se concentrer sur d'autres.

1° *Sensibilité générale externe.* — Dans son état le plus léger, l'hypéresthésie de la surface cutanée se traduit par un sentiment de prurit, d'agacement, de malaise; le moindre contact est désagréable. C'est peut-être uniquement à l'hypéresthésie de la peau qu'il faut attribuer l'obstination de certains mélancoliques à déchirer et à ôter leurs habits : le contact des vêtements, qui, à l'état normal, passe inaperçu, est une source de douleur insupportable quand la peau est hypéresthésiée.

Piorry a observé une jeune fille hystérique atteinte de tympanite abdominale, chez laquelle la peau du ventre était d'une sensibilité si exquise que le contact du drap le plus léger lui arrachait des cris de douleur.

Une aliénée traitée par Esquirol (I, p. 202) poussait les hauts cris dès qu'on la touchait du doigt : « Vous me faites mal ! ne me frappez pas » ! s'écriait-elle. — Mitivié a observé un cas semblable.

J'observe une jeune épileptique qui, retenue au lit pour une légère indisposition, pousse des cris continuels : « Détachez-moi ! ôtez-moi ces cordes ! » Et cependant elle n'est pas attachée, elle n'a pas la camisole, et ses mouvements sont parfaitement libres.

Observation 9.

Hypochondrie. — Lypémanie panophobe. — Hallucinations. — Hypéresthésie cutanée. — Pemphigus généralisé. — Phthisie pulmonaire. — Mort.

L... est un paysan d'une cinquantaine d'années, dont la santé est ébranlée depuis longtemps, et qui a été hypochondriaque toute sa vie. Habituellement constipé, et se croyant très-malade, il se bourrait de drogues et de tisanes sur la foi de toutes les commères du village. A quelle époque et par suite de quelles causes est-il devenu aliéné? C'est ce que nous ignorons entièrement.

Lors de son entrée (février 1862), L... offre le type de l'aliéné *gémisseur*. Il est amaigri, a le teint jaunâtre, la peau sèche ; sa physionomie exprime la terreur et l'angoisse : il est damné, voué à une mort affreuse ; rien ne pourra le sauver, car il a commis les plus grands crimes. Nuit et jour il gémit, accroupi dans son lit ou sur une chaise, regardant fixement devant lui. Il refuse les aliments, parce qu'il va mourir.

Il n'existe aucune lésion organique ; le pouls est lent, la respiration pénible, embarrassée, mais cela paraît tenir à l'état d'angoisse, d'anxiété dans lequel vit le malade.

La sensibilité cutanée paraît exagérée ; quand on s'approche de lui, qu'on le touche, ses cris redoublent ; chaque fois qu'on le change de linge ou de vêtements, il ne sait assez dire combien on le fait souffrir.

Après un séjour de deux mois, L... est retiré par sa famille, mais son état s'aggravant, il est ramené six semaines après, plus hâve, plus cachectique que la première fois.

Le marasme fit des progrès rapides. Le 20 août on remarque que tout le corps est couvert de plaques rouges, saillantes, surtout abondantes sur le dos, aux fesses, et dans le voisinage des articulations. Sur un grand nombre de ces plaques, on observe des bulles remplies d'une sérosité jaunâtre, transparente (pemphigus généralisé). Il y a une forte fièvre. Cette éruption paraît excessivement douloureuse ; quand on s'approche de L..., il pousse des cris déchirants, et il ne souffre aucun pansement.

Le lendemain et les jours suivants un grand nombre de ces bulles crèvent : il s'en écoule du sang et de la sérosité. Le délire est plus intense : « Je n'ai « que ce que je mérite, dit-il. Plus je souffrirai, mieux « cela vaudra. » La maigreur est effrayante, la respiration pénible, haletante.

27. Tout le corps n'est qu'une plaie.

29. Voix éteinte ; affaiblissement extrême.

31. L... meurt dans le dernier degré de marasme.

A l'autopsie, on constate une infiltration tuberculeuse des deux poumons ; — l'injection du cerveau, l'épaississement et l'opacité des méninges.

Toutes les sensations étaient exaltées chez ce malade : la peau était le siége d'une hypéresthésie douloureuse, qui s'est singulièrement aggravée sous l'influence du pemphigus.

La sensibilité de contact des muqueuses peut être également exaltée. Gendrin attribuait la toux nerveuse des hystériques à l'hypéresthésie de la muqueuse respiratoire.

L'hypéresthésie de la muqueuse vaginale peut devenir un obstacle invincible au coït.

Le sens de la température peut être exalté isolément : un malade d'Aran poussait des cris de douleur quand on lui donnait un bain froid, et principalement lorsque l'eau touchait les régions *analgésiques*, beaucoup plus sensibles au froid que les autres.

Landry a observé une malade qui se plaignait d'une extrême sensibilité de la tête au froid. Si on lui posait un linge mouillé sur le cuir chevelu, elle prétendait qu'on lui glaçait la tête; — au niveau de l'angle antérieur et externe du pariétal, l'eau chaude paraissait bouillante. Cependant les sensations de contact n'étaient pas exagérées, celles de douleur étaient obtuses.

C'est une hypéresthésie du sens de la température qui fait que certains mélancoliques se plaignent d'être dans le feu, de brûler.

2. *Sensibilité générale interne.* — Beaucoup de mélancoliques se plaignent sans cesse d'être battus, roués de coups. N'est-ce pas parce qu'ils ressentent dans leurs membres des douleurs comme s'ils avaient été réellement frappés? Et n'y a-t-il pas alors une hypéresthésie profonde, douloureuse des muscles, comme on l'observe dans l'hystérie?

D'autres accusent, soit dans la tête, soit à l'estomac, ou dans d'autres organes, des douleurs extrêmement vives et tenaces, qui les tourmentent singulièrement, et qui ne se rattachent à aucune altération organique appréciable.

Observation 10.

Prédisposition héréditaire. — Lypémanie anxieuse, rechute. — Céphalalgie. — Guérison.

Mme G... est née en 1810; elle est bien conservée pour son âge, a de l'embonpoint, et paraît jouir d'une bonne constitution. Sa physionomie respire la bonté.

Des chagrins, des revers de fortune, ont provoqué un premier accès de lypémanie pour lequel Mme G... a fait un séjour prolongé à l'asile (trois ans et demi). Sortie guérie au mois de décembre 1870, elle eut une rechute deux mois plus tard, et la guérison ne fut définitive qu'après un nouveau traitement de six mois.

L'accès actuel est dû au chagrin que lui a causé la mort de sa fille. Il existe chez Mme G... une prédisposition héréditaire du côté paternel ; un de ses fils a déjà été en traitement à l'asile.

Lors de son admission, Mme G... ne cesse de gémir, de se plaindre. Son grand mal, c'est à la tête ; il y a sur le sommet du crâne une douleur profonde, continue, intolérable : « Ma tête, ma pauvre tête ! soupire-t-elle. Vous me la guérirez, n'est-ce pas ? Vous m'avez déjà guérie ; mais cette fois je suis bien plus malade ! » Et elle pleure et s'attache au médecin qu'elle ne quitte pas aussi longtemps que dure la visite, gémissant toujours les mêmes plaintes. Elle prétend aussi être constipée, n'être pas allée à la selle depuis huit jours, ce qui est très exagéré.

Cette malade a fréquemment de l'embarras gastrique ; elle mange peu ; les nuits sont mauvaises. Il n'existe aucune trace de congestion vers la tête, et, à l'endroit où siége la douleur, la peau n'est ni anesthésiée, ni hypéresthésiée.

Traitée par le chloral (1 à 4 gr.), les bains prolongés, les moyens propres à régulariser les fonctions digestives, Mme G... commmence à se calmer après deux mois de séjour. Elle devient plus gaie, plus expansive, se promène, travaille. Elle gémit moins souvent :

la céphalalgie était devenue beaucoup moins intense. L'amélioration fit de rapides progrès, et elle sortit guérie au mois de juillet 1874, après un séjour de six mois. La douleur de tête avait complétement disparu depuis plusieurs semaines.

Chez cette intéressante malade, il n'a pas existé d'idées délirantes proprement dites; on n'observait chez elle qu'un état d'angoisse, d'anxiété continuelle, provoqué et entretenu par la céphalalgie dont elle souffrait cruellement, et qui paraissait avoir toute la ténacité du *clou hystérique*. Dans l'observation suivante, nous verrons une malade chez laquelle la céphalalgie existe au même degré, avec les mêmes caractères; mais à ce symptôme se rattache un délire très-étendu.

Observation 11.

Hérédité. — État puerpéral. — Hypochondrie. — Lypémanie. — Idées d'empoisonnement. — Céphalalgie. — Hallucinations et illusions de la sensibilité générale, du goût et de l'odorat.

Mme L..., née en 1833, est mariée et mère de plusieurs enfants; elle est bien constituée et a toujours été bien portante. Réglée à quatorze ans, elle l'a été régulièrement depuis cette époque. Du côté maternel, plusieurs ascendants ont été aliénés; elle-même a été peu heureuse en ménage.

Il y a un an, elle accoucha d'un enfant qui ne vécut pas, et elle eut assez de peine à se débarrasser du lait; ce qui l'affecta outre mesure. Car, attribuant au lait tous les malaises et toutes les souffrances qu'elle eut à la suite de son accouchement, elle fit un grand nombre de remèdes pour le faire passer. En dernier lieu, cinq mois avant son admission, Mme L... consulta un médecin pour des douleurs fixes qu'elle avait au sommet de la tête : ce médecin lui ordonna des frictions avec une pommade au cyanure de potassium. Quand Mme L... fit faire cette pommade, le pharmacien lui fit remarquer qu'elle renfermait un poison très-violent. Cette remarque frappa l'imagination de la malade, et les maux de tête, loin de disparaître, s'étant aggravés, elle se figura que le poison avait pénétré dans son corps, et que de là provenaient toutes ses souffrances.

Telle fut la première idée délirante, à laquelle s'en joignirent bientôt d'autres, et quand Mme L... nous fut amenée (mars 1873), le délire était très-étendu. Elle arrive dans un état désespéré ; elle est endiablée, a du poison dans le corps. Depuis la tête jusqu'aux pieds, elle ressent des *piquaisons* extrêmement douloureuses ; elle a des bourdonnements et des sifflements dans l'oreille ; la soupe *infecte ;* on lui remplit son linge d'odeurs fétides. La nuit, elle voit des animaux qui ressemblent à des chats.

Une de ses jambes est devenue plus petite que l'autre, son bras a diminué de volume, sa tête est de carton. Elle a une haine extraordinaire contre son mari, qu'elle accuse d'être la cause de tous ses maux, et d'avoir voulu l'empoisonner avec des allumettes. Et ce qui le prouve, dit-elle, c'est qu'elle ressent dans son estomac un feu violent qui lui remonte dans la bouche.

La douleur de tête est ce qui la tourmente le plus : c'est une douleur fixe, continue, extrêmement intense, qui occupe tout le sommet de la tête : en cet endroit la sensibilité de la peau n'est pas altérée.

Cependant l'appétit est bon ; la santé physique ne laisse rien à désirer, Mme L... a pris beaucoup d'embonpoint.

Quant à l'état mental, il ne varie pas, et Mme L... sort sans amélioration au mois de juin 1874.

Dans ces deux observations, l'hypéresthésie douloureuse est bien localisée. Souvent, au contraire, elle est vague, indéterminée, envahit successivement tous les organes, sans qu'il soit possible au malade de spécifier une souffrance plutôt qu'une autre.

Sandras (t. II, p. 397) a connu une dame dont le système nerveux tout entier était le siége d'une hypéresthésie portée à l'extrême. Tous les actes physiologiques de cette dame étaient devenus autant de sources de douleur.

Cette hypéresthésie générale se rencontre chez certaines hystériqnes ; elle constitue ce que Bouchut a décrit sous le nom de *nervosisme* (Paris, 1860) ; elle forme le symptôme essentiel de l'irritation spinale, de la névralgie générale. On peut la voir également dans la mélancolie : le malade se plaint de souffrir, il a mal partout, et cette hypéresthésie douloureuse générale, vague et indéterminée, le maintient dans un état d'inquiétude et d'angoisse.

Observation 12.

Lypémanie religieuse. — État habituel d'anxiété et de souffrance. — Hypéresthésie douloureuse générale.

N... appartient à une famille protestante affiliée à une secte de piétistes très-exaltée : les lettres qu'il reçoit de son frère et de ses parents sont remplies de citations bibliques et d'exhortations religieuses. Né en 1848, N... a été élevé dans ce milieu, et il en a gardé la trace indélébile. Il a embrassé la profession de tailleur, mais il ne paraît pas qu'il ait jamais pu s'astreindre à un travail régulier, et, dès qu'il l'a pu, il s'est engagé dans l'infanterie de marine et a passé deux ans aux colonies. Réformé à cette époque, pour palpitations de cœur(?), N... est rentré dans sa famille, mais il ne put y rester : il abjura le protestantisme, se fit catholique, et se mit en service chez un curé. Bientôt il s'aperçut que le curé ne réalisait pas l'idéal qu'il s'était formé ; il ne pratiquait pas exactement les préceptes de l'Évangile, et, au lieu de tout donner aux pauvres, il cherchait au contraire à s'entourer de tout le bien-être possible. N... résolut de le quitter ; mais auparavant il voulut le priver de ces biens terrestres auxquels il le trouvait trop attaché. Il lui vola sa montre, son argent, quelques couverts, et partit, distribuant aux pauvres qu'il rencontrait tout ce qu'il avait volé. Arrêté et mis en prison, N... fut reconnu aliéné, placé à l'Antiquaille de Lyon, et de là transféré à l'asile.

Petit, bien constitué, les cheveux et la barbe noirs, N... a une physionomie douce et intelligente, qui respire habituellement la tristesse ; il parle à voix basse, hésite dans ses réponses, et pousse de profonds soupirs. Il se plaint de souffrir, il a mal partout, et cet état général de souffrance ne lui laisse aucun moment de repos. L'appétit est assez bon ; cependant N... ne veut manger que du maigre ; il dort assez bien ; dans la journée il travaille, mais il ne peut goûter aucun plaisir, aucune joie. Poussé par ses idées d'humilité, il demande qu'on lui retire le tabac, qu'on lui donne les tâches les plus humbles. Parfois il a de véritables accès d'agitation, parce qu'il ne peut voir les malheureux qui sont autour de lui. « Quant à lui, il voudrait souffrir davantage, car il souffre de ne pas souffrir assez ! »

Au bout de quelques mois, N... allait assez bien pour qu'on pût lui accorder sa sortie ; mais à peine revenu dans sa famille, il fut repris des mêmes préoccupations : il se remit à vagabonder, et après quelques jours seulement, il revint à l'asile demander en grâce qu'on le reprît, ce qui ne put lui être accordé. La police finit par le ramasser dans la ville de N... et le ramena une seconde fois.

Le délire offre les mêmes caractères : périodes de calme, de tranquillité, pendant lesquelles N... travaille très-bien ; puis tout à coup sentiment de malaise, de souffrance, perte de l'appétit, et le délire s'exalte. Souvent alors il a des palpitations de cœur, mais purement nerveuses. Le pouls reste calme et régulier. Jamais on n'a pu constater ni illusions ni hallucinations.

Ce même état de souffrance générale, vague, indéfinissable, se retrouve chez la malade qui fait le sujet de l'observation suivante, et qui est atteinte de lypémanie suicide.

Observation 13.

Lypémanie suicide. — Hallucinations de la vue ; état général de souffrance et d'affaissement.

Nous n'avons aucun renseignement précis sur cette

malade, qui entra au mois de janvier 1873. Elle est âgée de 30 ans, célibataire, et vivait avec ses parents. Devenue mère il y a six mois, elle a été repoussée par sa famille, et est allée accoucher à l'hôpital. Son intelligence s'est troublée et elle a fait des tentatives de suicide.

S... est pâle, amaigrie, sans que cependant la santé générale soit profondément atteinte : aucun organe n'est malade. Elle est bien réglée ; mais à l'époque des règles, elle est plus inquiète, plus tourmentée. Voici comment elle décrit ses souffrances :

Lettre confidentielle à M. le docteur.

Monsieur le docteur,

Obéissant à vos ordres, je viens tâcher de vous expliquer ce qui est pourtant et réellement inexplicable. D'abord je confesse à M. le docteur qu'ayant aimé, il y a quelques années, un jeune homme à la folie, sans retour de sa part, j'ai dû beaucoup souffrir. Quelque années plus tard, je fus atteinte d'une maladie que l'on attribua au chagrin que devait me causer l'indifférence d'Antonin (c'était son nom); hélas! mieux aurait valu. Cette maladie corporelle n'a jamais pu être définie par aucun médecin bon ou médiocre. Elle est dans la tête, Monsieur le docteur; il n'y a que Dieu et moi qui la comprenions, car j'ai vu dernièrement la sainte Vierge tout en flammes, et ayant profané son image, je sais aujourd'hui à quoi m'en tenir. Dieu n'étant pas satisfait encore, a mis, comme j'ai eu l'honneur de vous le dire, un homme infâme à ma poursuite. L'enfant que j'ai eu le malheur de mettre au monde est encore un châtiment de Dieu, car j'ai passé par des phases de souffrances que nul être n'a supportées. Immédiatement après sa naissance, on vendit tout dans la maison, et moi j'entrevois la rigoureuse nécessité de me détruire, chose qui n'arrive à aucune mère. Effrayée d'un tel sort, ma famille me demandant où je voulais aller, j'entrai à l'hôpital d'A., où pendant deux jours je n'ai cessé de crier et de pleurer, en répétant qu'il fallait que je me tue ! Monsieur le docteur, il faut être ou fou ou désespéré pour dire une semblable chose, et je ne suis ni l'une ni l'autre...

Quant à vous dire le motif de ma destruction, ce qui m'y force, ce qui est donc une maladie morale, je ne puis accuser que Dieu, qui m'a pris dans l'aisance et aujourd'hui ne veut même pas me laisser le vêtement si ignominieux dont il m'a revêtue sans motif. Ma chevelure, mes mains et tout mon corps sont transformés; ce n'est plus moi ; j'éprouve dans tout mon être un sentiment de répulsion que je n'avais pas jadis, moi si délicate et si fière, etc., etc.

Ces lignes montrent combien la sphère de la sensibilité générale est douloureusment surexcitée chez S... Elle ne passa que peu de temps à l'asile ; elle fut évacuée sur un autre établissement.

Dans l'*hypochondrie*, qui, nous le verrons plus loin, n'est qu'une forme de la mélancolie, l'hypéresthésie, soit générale, soit locale, constitue le symptôme essentiel de la maladie.

L'hypochondrie n'est en effet autre chose qu'un sentiment plus ou moins intense de maladie, sur lequel l'attention du malade est inévitablement éveillée ; c'est une affection purement cérébrale, mais qui peut être primitive, exister *per se*, sans aucune lésion organique, ou au contraire prendre son origine dans une altération quelconque d'un organe (cancer, tubercule, etc.). C'est pour ne pas avoir fait cette distinction capitale que l'histoire de l'hypochondrie a été si longtemps embrouillée. Quelle que soit la forme de l'hypochondrie, c'est toujours l'exaltation douloureuse de la sensibilité qui constitue le fond de la maladie. La douleur que ressent l'hypochondriaque est toujours réelle; mais elle peut être centrale, ou périphérique, siéger primitivement dans le sensorium, ou au contraire venir s'irradier sur lui d'un point quelconque de la périphérie.

Observation 14.

Hypochondrie simple. — Amélioration.

Un ouvrier de fabrique âgé de 18 ans, fort intelligent, vint me consulter dans le courant de l'hiver 1867. Il se plaignait d'être malade, sans qu'il pût me dire cependant en quoi consistait sa maladie. Il avait bon appétit et mangerait volontiers s'il ne se retenait à chaque repas de crainte que cela ne lui fît mal; il dormait bien la nuit, et pouvait continuer à travailler. Et néanmoins il est persuadé qu' il va devenir phthisique; il a toujours mal à l'estomac; il éprouve là un sentiment de gêne, d'oppression excessivement pénible et douloureux. Cet état, dont il ignore la cause, ne cesse de s'aggraver, malgré le traitement auquel il s'est soumis de sa propre autorité, sur la foi d'un almanach de la santé. Depuis plusieurs semaines, il ne boit plus ni vin ni bière, il se rationne les aliments, ne fume plus, s'abstient de tout commerce avec les femmes, et évite même leur société.

Ce jeune homme est petit, trapu, vigoureux. Les poumons, le cœur, tous les organes successivement interrogés paraissent sains; il y a un peu d'anémie, par suite sans doute du régime débilitant auquel il s'est soumis. Dans les moments où il souffre le plus, il a des palpitations de cœur, mais qui sont purement nerveuses. Il affirme qu'il ne se livre pas à l'onanisme.

Je lui prescrivis de la distraction, du mouvement, des ablutions froides; j'y joignis les ferrugineux et quelques antispasmodiques. Il y eut une légère amélioration, à la suite de laquelle le malade ne revint plus.

Observation 15.

Hypochondrie simple. — Amélioration.

Cette observation est presque la copie de la précédente. Un homme marié, âgé de 32 ans, chauffeur dans une fabrique, gagnant un salaire assez élevé pour vivre avec sa famille dans une aisance relative, vint réclamer mes soins en 1868, parce qu'il se sentait malade, qu'il se croyait menacé de phthisie ou d'une autre maladie grave. Il ne souffre spécialement dans aucun organe, et un examen approfondi ne fait découvrir aucune lésion. Mais il est inquiet, tourmenté, parce qu'il éprouve une gêne, une oppression dans la région de l'épigastre : la respiration lui manque de temps en temps. Je le traitai par les toniques et les bains froids; il y eut un peu d'amélioration, mais pendant plus d'un an il ne cessa de me consulter, puis je le perdis de vue.

Assurément chez ces deux malades il existait une exaltation douloureuse de la sensibilité interne ; mais il eût été difficile de la rattacher à une lésion déterminée, ou même de lui assigner un siége précis.

Cette même hypéresthésie douloureuse peut succéder à une affection organique quelconque. Les phthisiques au début sont presque tous hypochondriaques et mélancoliques. Une simple affection aiguë, si légère qu'elle soit, peut provoquer les mêmes préoccupations douloureuses, la même surexcitation sensorielle. Nous voyons à tout moment des personnes qu'une indisposition insignifiante jette dans l'anxiété la plus profonde, qui se croient atteintes des maladies les plus graves. et s'exagèrent tellement les moindres sensations morbides qu'elles sont plus malades de peur que de leur maladie réelle. Ce sont des hypochondriaques : chez eux la perception est hors de proportion avec l'impression : un souffle à la périphérie provoque un orage dans le sensorium.

Lorsque l'hypochondrie se transforme en délire hypochondriaque, et ces cas sont les seuls que nous observions dans les asiles, l'exaltation douloureuse de la sensibilité en forme encore l'élément principal, qu'elle soit localisée ou non.

Observation 16.

Hérédité. — Hypochondrie. — Délire de persécutions. — Idées ambitieuses. — Hallucinations multiples. — Exaltation douloureuse de la sensibilité générale.

Gaspard F..., prêtre suisse, entré en mai 1862. Le père de ce malade était d'un caractère renfermé, mélancolique ; il a cependant rempli de hautes fonctions administratives dans son canton. — Une sœur est morte maniaque.

Dès l'enfance, le caractère de Gaspard a été entier, entêté, en même temps qu'irrésolu. En 1854, au moment d'être ordonné prêtre, il s'enfuit du séminaire; ce n'est qu'après de longues tergiversations qu'il se fit ordonner; dans l'intervalle il ne fréquentait même pas les églises. Depuis qu'il est prêtre, il néglige ses fonctions, et son évêque a dû le dispenser de dire la messe. Toujours inquiet, C... ne peut se fixer nulle part, ne peut s'occuper de rien, quoiqu'il réclame toujours du travail. Il est irritable, se laisse aller à des actes de violence envers les siens; il a même menacé de se donner la mort, mais n'a jamais fait de tentative de suicide sérieuse.

Sa santé est ce qui le préoccupe le plus. Il se croit depuis longtemps atteint d'une grave maladie de poitrine, sans compter une foule d'autres maux. En réalité il est habituellement constipé, et le médecin qui l'a soigné qualifie son délire de *Vesania abdominalis*, afin de bien caractériser l'influence étiologique de ces troubles digestifs.

C... est grand, vigoureux, d'un tempérament lymphatico-nerveux. Sa poitrine, plusieurs fois explorée avec le plus grand soin, n'est pas malade, quoiqu'il se plaigne sans cesse d'y éprouver d'horribles douleurs.

Les premiers jours de son entrée, C... est tranquille; il se trouve beaucoup mieux, et paraît enchanté de sa nouvelle résidence. Mais au bout de quelques jours, son amour-propre souffre de ce qu'il doit manger en compagnie d'autres malades, de ce qu'à la chapelle il n'est pas isolé. La vue des femmes lui est particulièrement pénible : elle provoque des érections et des pollutions fréquentes. Il prétend que les religieuses lui font des agaceries. On se moque de lui, on fait des allusions désobligeantes à sa maladie de poitrine et à ses autres infirmités. Souvent il se met en colère, refuse de manger, injurie ses compagnons et les domestiques : seule la crainte de la douche peut le retenir.

Il a des idées de grandeur, se croit saint Jean-Baptiste et veut prêcher la repentance. Il se dit l'élu de Dieu et veut être respecté comme tel. Un crucifix enflammé lui est apparu dans la nuit; les âmes des morts viennent le visiter et lui parlent, etc.

Cet état ne s'était nullement modifié après un séjour de quelques mois, et j'ai perdu ce malade de vue.

Observation 17.

Hérédité. — Plusieurs accès antérieurs. — Hypochondrie habituelle. — Délire de persécutions. — Hypéresthésie externe et interne. — Hallucinations. — Guérison du délire.

Mlle G..., née en 1838, a eu une enfance et une jeunesse maladives; elle n'a été réglée qu'à l'âge de 20 ans, et depuis, toujours irrégulièrement. Elle est entrée au couvent en 1857. En 1864, premier accès de lypémanie qui dure huit jours; en 1867, nouvel accès un peu plus long qne le premier; en 1870, troisième accès qui dure un mois; enfin l'accès actuel dure depuis deux mois (décembre 1873). Il existe chez cette malade une prédisposition héréditaire : le père septuagénaire est en enfance; une tante paternelle a été aliénée sur la fin de ses jours; la mère est morte à la suite d'attaques nerveuses (épilepsie?). Mlle G... est petite, grasse, d'un tempérament lymphatique.

Quoi qu'il en soit, le premier accès a éclaté après une retraite que Mlle G... avait suivie très-rigoureusement, en s'imposant des jeûnes prolongés et de longues veillées consacrées aux prières. Elle souffrit alors beaucoup de l'estomac, se sentait très-faible. Des pertes menstruelles abondantes l'affaiblirent encore davantage; elle avait la tête si fatiguée que *la voix du prédicateur lui résonnait sans cesse dans les oreilles.*

Depuis cette époque, Mlle G... a souffert de l'estomac, de la tête, etc. A son couvent, on lui faisait un régime à part, on la dispensait du maigre, on allait au-devant de ses caprices. Dans l'intervalle de ses accès de lypémanie, qui étaient du reste fort courts, et pour lesquels elle ne quitta pas sa congrégation, Mlle G... n'a jamais cessé d'être une hypochondriaque exigeante et difficile.

A son entrée, il existe un délire parfaitement caractérisé; Mlle G... est *sténographiée* par les francs-maçons, qui lui prennent ses idées et les reproduisent. Ils lui couvrent le corps de fils électriques, lui en mettent sur les yeux pour l'empêcher de voir; ils lui font des nœuds dans les intestins. Elle a la tête lourde, fatiguée, se plaint de ne pouvoir dormir. Chaque fois qu'elle mange, elle sent des chaleurs lui monter à la tête, et ses idées se troublent. Elle ne dort pas la nuit, se lève et met le désordre dans le dortoir.

Moins d'un mois après son entrée, les hallucinations disparaissent, et avec elles la plupart des troubles de la sensibilité générale; mais l'état hypochondriaque persiste. Quoique l'appétit soit excellent, Mlle G... se plaint de son estomac : c'est que sans doute la nourriture est trop grossière, il lui faudrait un régime spécial, etc.; peut-être aussi que les remèdes qu'on lui a donnés étaient trop forts; ils ont dû la fatiguer, etc. On lui prescrit des pilules de mie de pain qui font merveille pendant quelques jours, mais que bientôt elle ne peut plus supporter, parce qu'elles sont trop actives, qu'elles lui irritent les nerfs, lui brûlent l'estomac.

Ainsi se passent plusieurs mois; aucune trace de délire ne reparut; mais au moment de sa sortie (juin 1874) Mlle G... était aussi hypochondriaque qu'en entrant.

Comme phénomène remarquable chez cette malade, je signalerai l'hyperesthésie cutanée, qui lui fait croire qu'elle a le corps couvert de fils électriques : je citerai plus loin une observation analogue.

Observation 18.

Chagrins. — Hypochondrie, puis délire hypochondriaque. — Hallucinations.

M. X..., officier de santé, est devenu aliéné à la suite de chagrins domestiques. Ambitieux, courant après la fortune, il a eu une existence tourmentée, et le succès n'a pas toujours couronné ses efforts. Au moment de toucher au but, il éprouva de cruelles déceptions; son humeur s'aigrit, son caractère s'assombrit. Il s'isola, eut des hallucinations ; on craignit une tentative de suicide, et M. X... fut isolé dans un asile dans les derniers jours de 18...

M. X... est un vieillard de 60 ans, petit, bien constitué, ayant les apparences d'une bonne santé. Il est triste, abattu : « Je suis un homme perdu ! dit-il, « rien ne peut me sauver. Ils sont deux ou trois cents « personnes acharnées à ma poursuite, qui n'auront « de repos que quand je serai mort. Je suis hors la loi. « Aucun tribunal ne condamnera ceux qui m'auront « tué, etc... »

On l'entoure de mauvaises odeurs la nuit afin de l'étouffer. Ses oreillers, son linge, ses habits en sont imprégnés. Il a également des hallucinations de l'ouïe, mais il est très-réservé à cet égard, et les dissimule avec le plus grand soin.

Ce qui domine, ce sont les préoccupations hypochondriaques. M. X... éprouve une foule de souffrances, et, comme il est médecin, il calcule toutes les conséquences de ses maux, et il énumère toutes les maladies dont il va être atteint. Il a depuis de longues années des douleurs rhumatismales ; elles se sont portées sur la hanche : le voilà persuadé qu'il va avoir une coxalgie, puis une luxation du fémur, et que bientôt il sera forcé de garder le lit. Il nous fait mesurer sa hanche : « Vous voyez bien, nous dit-il, qu'elle fait saillie, que cette jambe est plus courte que l'autre, etc. » Le contredire ne sert qu'à le mettre en colère, car il est extrêmement susceptible.

Un autre jour il éprouve de la sécheresse à la gorge : plus de doute, il va avoir une angine granuleuse, et pendant des semaines il épuise tous les gargarismes connus. Il sait qu'il mourra d'une attaque d'apoplexie : son frère aîné est mort de cette maladie ; il ne saurait donc y échapper. Un tic de la face, borné au côté gauche, est encore un sujet intarissable de plaintes et de lamentations.

Depuis près de deux ans, cette situation ne s'est pas modifiée. M. X... mange bien, ses fonctions organiques s'exécutent à merveille, il a une mine excellente, mais rien n'a pu lui enlever ses préoccupations hypochondriaques, ni son état habituel de tristesse et d'abattement.

3° *Perversion.* — La perversion de la sensibilité générale est fréquente. Les sensations de prurit, de picotements, de fourmillements peuvent être considérées comme des perversions de la sensibilité tactile. Les sensations de froid et de chaud, qui apparaissent dans certaines parties du corps sans qu'aucun agent thermique soit là pour les provoquer, sont des perversions du sens de la température.

L'*aura epileptica*, cette sensation, tantôt de froid et de chaud, tantôt de fourmillements, qui part d'un point périphérique pour remonter soit vers le cerveau, soit vers une autre région, n'est qu'une perversion de la sensibilité générale.

Il en est de même de la *boule hystérique*, sensation de constriction et d'étouffement qui remonte vers le cou.

Le *cauchemar*, caractérisé par une sensation de suffocation qui s'accompagne de celle d'un corps lourd qui presse sur l'épigastre ; — l'*anxiété précordiale*, ce symptôme si fréquent de la mélancolie, qui est constitué par une sensation d'angoisse avec constriction et resserrement à l'épigastre, — sont essentiellement des perversions de la sensibilité générale. Mais ce sont des sensations complexes, où la perversion s'accompagne d'hypéresthésie, et qui paraissent occuper à la fois plusieurs appareils nerveux, quoique la sensibilité tactile semble surtout atteinte.

Les sensations *internes* sont souvent perverties.

Déjà, en parlant de l'anesthésie, j'ai fait remarquer que chez les mélancoliques qui avalent des pierres, du verre, etc..., il faut admettre une anesthésie de la muqueuse digestive. Mais ne faut-il pas que cette anesthésie soit accompagnée d'une perversion profonde, complète, du sentiment de la faim, pour que, loin de rechercher les aliments, l'appétit se porte sur les matières les plus répugnantes?

J'observe un malade qui, sans y être poussé par aucune conception délirante, est entraîné d'une façon invincible à se nourrir des matières les plus dégoûtantes. Il boit avec délices son urine et celle de ses camarades ; il mange ses excréments. Je l'ai vu avaler le cataplasme qu'on venait d'enlever de la plaie en suppuration d'un autre malade. Trouve-t-il des chenilles, des lézards, des souris, des rats, il les dévore tout vivants. Plus un objet est repoussant, plus il a d'attraits pour lui. Le mobile de ces actes est une simple perversion instinctive : le délire n'y est pour rien.

C'est à une perversion de ce genre qu'il faut attribuer les actes d'anthropophagie dont il existe des exemples fameux dans les annales de la folie. Les déterreurs de cadavres, les *vampires*, les *nécrophiles* (Guislain), sont également entraînés par une perversion de l'instinct.

Le sens *génital* est profondément perverti chez certains mélancoliques. C'est ce qui explique ces actes de bestialité, de violation de cadavres, dont quelques-uns se sont rendus coupables. Tardieu, relatant les faits monstrueux de pédérastie et de sodomie qu'il a eu à apprécier, se demande s'ils ne sont pas le résultat de la plus triste et de la plus honteuse folie (*Étude méd.-lég. sur les attentats aux mœurs*, Paris 1867, 5e éd.).

Les perversions du *sens musculaire* sont fréquentes ; il est des mélancoliques qui se figurent que leur corps est devenu plus léger ou plus lourd, — qu'il est rapetissé, ou au contraire devenu démesurément grand ; — qui croient marcher sur des plumes, — qui se figurent qu'ils ne touchent plus le sol, etc.

Ce que nous éprouvons à l'état de santé peut nous aider à comprendre ces phénomènes pathologiques. « Un soir, dit Calmeil (I, p. 20), après un léger excès « de veille et de fatigue, il me sembla tout d'un coup « que le lit où je venais de me coucher était balancé « rapidement, ainsi que mon corps, comme s'ils « eussent été suspendus à une balançoire ; mes yeux « étaient tout grands ouverts... Le sol aussi me pa- « raissait en mouvement. Après quelques minutes « d'angoisse, je me sentis débarrassé de cette sensa- « tion, mais non de l'émotion involontaire qu'elle « avait provoquée. »

Il arrive qu'après une promenade en bateau, on sent le sol glisser sous ses pieds, comme si l'on était encore emporté par le fil de l'eau.

Après un rapide tournoiement, on a beau se cramponner sur son siége et fermer les paupières, il semble pendant quelques secondes que le corps continue à pirouetter (*id.*)

Il n'est personne qui, au moment de s'endormir, n'ait eu tout d'un coup cette sensation effrayante de chute dans le vide : la sensation ne dure qu'un instant, mais elle produit une angoisse indicible. Elle a fait le tourment des dernières années de Pascal.

Cabanis parle d'un malade à l'autopsie duquel il trouva un abcès du corps calleux, qui lui disait souvent sentir son lit se dérober sous lui.

Ceux qui ont absorbé du haschisch croient que leur corps est devenu d'une légèreté tout aérienne; ils s'imaginent être transportés dans les airs. C'est le phénomène qui accompagne le *ravissement, l'extase*. Sainte Thérèse se sentait élever l'âme et la tête ensuite, et quelquefois tout son corps, qui ne touchait plus à terre. Saint Philippe de Néris, Mme d'Arnim, avaient également la certitude de planer dans les airs.

J'ai vu des vaporeux, dit Cabanis, qui se trouvaient si légers qu'ils craignaient d'être emportés par le moindre vent.

Sauvages rapporte le cas d'une femme qui sentait sa tête détachée du tronc, et son corps comme suspendu en l'air.

Les démonolâtres croyaient aller aux fêtes de Satan montés sur un bouc, sur une poule noire, sur les épaules d'un homme velu, ou bien à cheval sur un nuage. Les enfants mêmes décrivaient toutes les sensations de ce singulier transport. (Calmeil, I, p. 21.) Ils y croyaient d'autant plus fermement que beaucoup d'entre eux ressentaient, au réveil, une fatigue et une lassitude extrêmes (hypéresthésie musculaire).

Un vieux soldat se sentait chaque soir clouer dans une bière; des hommes le transportaient ensuite, par une voie souterraine, de Charenton à Vincennes, et on le rapportait dans son lit après qu'une messe des morts lui avait été chantée dans la chapelle du château de Vincennes. (Calmeil, I, p. 22).

Un de nos malades, théomane persécuté, est presque chaque nuit transporté hors de l'asile. Tantôt il arrive dans la chapelle, magnifiquement éclairée, où Dieu lui apparaît et lui parle ; — tantôt il voyage jusque dans les localités qu'il a habitées, et il y rencontre les personnes qu'il a connues. Ces faits miraculeux le confirment dans l'idée de sa mission divine.

Mais les formes les plus fréquentes et les plus intéressantes de la perversion de la sensibilité générale, sont les *illusions* et les *hallucinations.*

Esquirol, le premier, a nettement différencié ces deux ordres de phénomènes, et les définitions qu'il en a données sont généralement adoptées.

L'hallucination est un trouble psycho-sensoriel, caractérisé par la croyance à une sensation réellement perçue au moment où l'exercice du sens n'a été déterminée par aucune excitation extérieure. (Motet, *in Dict. de med. et de chir. prat.*, t. XVII.)

C'est donc une sensation à laquelle manque l'un des éléments constitutifs de toute sensation, l'impression périphérique.

L'illusion, au contraire, est l'interprétation fausse, erronée, d'une sensation réellement perçue. (Motet, *Id.*, t. XVIII.)

Cette distinction, parfaitement fondée pour les sensations spéciales, l'est également pour la sensibilité générale, du moins en théorie; en pratique elle est fort souvent d'une application difficile.

Un aliéné qui a un furoncle à la jambe, et qui croit

qu'on lui brûle la jambe avec un appareil électrique, a une illusion.

Mais un aliéné qui croit qu'un rat se promène sur sa peau et la déchire à belles dents, a-t-il une illusion ou une hallucination?

C'est une hallucination, dira-t-on, parce que le rat n'existe pas, qu'il n'y a sur la peau ni morsures ni égratignures. Soit; — mais qui osera affirmer que dans cette peau, en apparence si saine, il n'existe pas de véritables douleurs, du prurit, du fourmillement? Ne voit-on pas journellement des douleurs névralgiques atroces siéger dans des régions en apparence saines? Je ne citerai pour exemple que les douleurs qui précèdent ou suivent l'éruption du zona.

Et alors ce que nous prenons pour une hallucination n'est plus qu'une sensation réelle, mal interprétée, une illusion!

Comment savoir la vérité? Il suffit d'avoir vécu quelque temps avec les aliénés pour reconnaître que le plus souvent cela est impossible.

Au point de vue purement psychique la distinction est du reste assez indifférente; la lésion intellectuelle est la même dans les deux cas. Mais au point de vue clinique, au point de vue thérapeutique, il est très-important de savoir si le délire prend sa source dans une lésion organique, parce que l'on peut espérer qu'en guérissant celle-ci, on triomphera du délire.

Remarquons aussi que les illusions et les hallucinations existent très-rarement isolées chez les mélancoliques : le plus souvent ces deux phénomènes se montrent simultanément. De même il est très-rare de les trouver bornées à un seul organe ou à un seul mode de sentir : dans la plupart des observations que j'ai déjà rapportées, elles sont multiples.

Si, chez beaucoup de malades, c'est un groupe quelconque de troubles sensoriels qui prédomine (sensations génitales, digestives, respiratoires, etc.), il en est d'autres chez lesquels toute sensibilité, quelle qu'elle soit, est profondément altérée. C'est là, si l'on veut, la véritable *folie sensoriale*, et j'en citerai des exemples bien concluants.

Pour établir quelque ordre dans les faits que je vais rapporter, je rangerai parmi les illusions tous les phénomènes de perversion sensorielle ayant une origine périphérique évidente. Là où celle-ci manquera, je les considérerai comme des hallucinations. Enfin sous le nom de folie sensoriale, je décrirai ces délires mélancoliques dans lesquels toute sensation, tant normale que pathologique, est profondement défigurée par le délire.

A. — Illusions.

Certaines illusions se rapportent à une sensation normale. Un aliéné lypémaniaque, se croyant en butte à l'action de quatre puissantes machines électriques placées aux quatre points cardinaux, s'était tenu assis dans son lit une partie de la nuit. Comme nous l'interrogions sur les motifs de cette détermination, il nous dit qu'il avait senti dans l'oreille des coups répétés, se succédant régulièrement toutes les fois qu'il posait la tête sur l'oreiller ; s'il se couchait sur le côté droit, le bruit recommençait immédiatement ; quand il était sur le dos, il ne l'entendait plus. Il nous fut impossible de lui faire croire qu'il entendait simplement le bruit de ses artères. (Motet, *loc. cit.*, t. XVIII, p. 424.)

Les battements du cœur, de certaines artères, font croire à certains aliénés qu'ils ont une horloge dans le corps. D'autres, sujets à des borborygmes, s'imaginent avoir des grenouilles, des oiseaux, dans le ventre.

Les illusions peuvent avoir pour point de départ des anesthésies variables.

Une monomaniaque était sans cesse tourmentée par la crainte de voir adhérer à ses doigts des aiguilles, des épingles avec d'autres corps d'un petit volume; aussi examinait-elle ses mains à chaque instant de la journée. J'ai constaté par un examen réitéré qu'il y avait une anesthésie complète de la main et que ce fait n'était pas sans influence sur la production de l'idée délirante principale, à laquelle se rattachait d'ailleurs toute une série de fausses conceptions. (Marcé, *Altér. de la sensibilité*, p. 38.)

Foville père a publié l'histoire d'un malade, le père Lambert, qui se croyait mort depuis la bataille d'Austerlitz. Jamais, en parlant de lui, il ne disait *moi*, mais *cela*. Chez ce mélancolique, il y avait analgésie cutanée; les sinapismes et les vésicatoires ne déterminaient jamais la moindre douleur.

Un homme âgé de 45 ans, lypémaniaque par suite de chagrins et ayant fait plusieurs tentatives de suicide, affirmait qu'il était mort depuis les pieds jusqu'à la tête. Je me convainquis, dit Michéa, qui rapporte cette observation, qu'il était analgésique dans tous les points qu'il croyait morts.

L'anesthésie cutanée, l'anesthésie musculaire et souvent aussi des anesthésies internes existent chez presque tous les lypémaniaques qui ont des illusions au sujet de leur propre personnalité.

Van Buerle, médecin du XVIIe siècle, s'imaginait que son corps était de beurre, et, de crainte de fondre, il ne s'approchait pas de la chaleur; il finit par se précipiter dans un puits.

Le célèbre abbé Molanus, de Hanovre, se disait métamorphosé en grain d'orge, et redoutait d'être mangé par les poules.

D'autres croient que leur corps est en carton, ou en verre, ou en bois ; ou bien ils s'imaginent être changés de sexe, ou être transformés en animaux, en chenille, en loup. La lycanthropie, dont Nabuchodonosor est peut-être l'exemple le plus ancien, s'accompagne presque toujours d'anesthésie cutanée.

Jean de Wier, cet homme si remarquable, qui, dans un siècle de barbarie sut se mettre au-dessus des préjugés de son époque, raconte qu'en 1541, à Padoue, un homme qui se croyait changé en loup, courait la campagne, attaquant et mettant à mort ceux qu'il rencontrait. Après bien des difficultés on parvint à s'emparer de lui. Il dit, en confidence, à ceux qui l'arrêtèrent : Je suis vraiment un loup, et si ma peau ne paraît pas être celle d'un loup, c'est parce qu'elle est retournée, et que les poils sont en dedans. Pour s'assurer du fait, on coupa ce malheureux sur différentes parties du corps ; on lui emporta les bras et les jambes. Alors, ne trouvant pas ce que l'on cherchait et croyant à son innocence, on le remit à un chirurgien, qui, malgré ses soins, ne put l'empêcher de succomber aux suites de ses blessures. (Leuret, *Fragm. psychol.*, p. 106.)

On peut se demander si les aliénés qui ont ainsi perdu le sentiment de leur personnalité éprouvent réellement, en se palpant, les sensations de carton, de beurre, de verre, ou de peau velue comme celle d'un loup ou d'un chien, ou de peau glabre comme celle d'une chenille.

Ce qui est certain, c'est que les lycanthropes se mettent entièrement dans le rôle de l'animal dans lequel ils se croient métamorphosés. J'en ai vu qui mangeaient des feuilles ou l'écorce des arbres, comme les chenilles. Un autre, qui se croyait devenu cheval, piaffait, hennissait, sautait, courait, comme un véritable cheval.

Au lieu de l'anesthésie c'est une hypéresthésie qui peut être la source de l'illusion.

Mlle..., âgée de 18 ans, éprouve à la suite des événements de 1815, une douleur fixe au sommet de la tête; elle se persuade qu'elle a dans le crâne un ver qui dévore son cerveau. (Esquirol, I, p. 102.)

Un général, âgé de 50 ans, accusait le soleil de lui occasionner des maux de dents; il parlait d'aller l'exterminer avec sa brave division. Quelquefois les douleurs se portaient sur le genou : il croyait y avoir un voleur. (*Id.*, p. 104.)

La femme X... croit avoir une pierre dans le tuyau de l'oreille; elle nous supplie de l'en délivrer; et comme nous ne trouvons dans cette oreille aucune altération quelconque, elle y fourre des épingles, des morceaux de bois, afin de se débarrasser de ce corps étranger.

Un vieux monomaniaque, C..., qui se figure être Raphaël, a des accès d'agitation pendant lesquels il est poursuivi par des hallucinations terrifiantes ; des loups sortent de terre et viennent lui dévorer les jambes. En réalité ces accès coïncident avec une hypéresthésie cutanée, un prurit de la peau des jambes, que C... se gratte jusqu'au sang.

Il y a hypéresthésie cutanée chez les malades qui croient que leur corps est recouvert de fils électriques, de fils chauffés, etc. — En voici un exemple aussi remarquable que celui que j'ai déjà cité (Obs. 17).

Observation 19.

Alcoolisme chronique. — Délire mélancolique. — Illusions et hallucinations multiples. — Hypéresthésie cutanée. — Idées de grandeur.

Jean B..., âgé de 39 ans, ancien instituteur, marié et père de famille, est un homme intelligent, d'un caractère jovial, vivant dans l'aisance. Mais il se conduit mal et s'adonne à la boisson. Déjà, il y a deux ans, il a eu un accès de délire ébrieux ; l'an dernier, à l'époque des vendanges, nouvel accès de courte durée. La maladie actuelle dure depuis quatre mois. B... n'a pas d'aliénés dans sa famille.

Il entre à l'asile le 22 mai 1862. C'est un homme bien constitué, qui porte sur son visage bourgeonné les traces de la variole ; il a un écoulement blennorrhagique peu abondant. Très-loquace, très-mobile, il raconte en riant qu'il a demandé lui-même à venir à l'asile. — Tremblement marqué des mains, parole embarrassée ; — pupille gauche plus dilatée que celle de droite. Insommie.

Les deux premiers jours de son séjour se passent assez bien, mais dans la nuit du 24 au 25 il se lève subitement, frappe ses voisins, et fait un tel tapage, qu'il faut le mettre en cellule. Il croyait entendre la voix de sa femme. A partir de ce moment B... ne cesse d'être en butte aux hallucinations et aux illusions les plus variées, et chaque jour le délire s'étend davantage.

B... se croit poursuivi par *neuf reclusionnaires*, qui lui demandent son pain, sa viande, son vin, avec menace de le couper en petits morceaux, lui et son fils, s'il n'obéit pas ; — qui lui lancent des *fils chauffés* sur les yeux, dans les jambes, sur le dos, sur la poitrine. Aussi son attitude est des plus bizarres : il se tient dans un coin de la cour, ayant l'air d'écouter des interlocuteurs invisibles, et faisant mine de leur répondre, et pendant ce temps il ne reste pas un instant en repos, il cherche à enlever les fils dont il est couvert. Ses mains vont du visage aux jambes, aux bras, etc., et ne cessent pas une minute ce singulier nettoyage. B... mange à peine ; il cherche à remplir ses poches de tout ce qu'il peut trouver sur la table, et va le porter aux reclusionnaires. Par moments il dit qu'on lui ouvre le crâne, qu'on lui extrait la cervelle, ou bien qu'on lui ferme l'anus, et qu'il faudra une opération pour lui permettre d'aller à la selle. Il a quelques idées de grandeur : il se croit le directeur de l'asile et commande des centaines de matelas.

Le tremblement des mains et de la parole finit par disparaître au bout d'un temps assez court, mais le délire s'étendit chaque jour davantage.

Les illusions les plus fréquentes sont celles qui se rattachent à une lésion organique : on remarquera que les illusions de ce genre se confondent souvent avec celles qui se rattachent à l'hypéresthésie, puisque l'hypéresthésie douloureuse est souvent le seul symptôme d'une maladie très-réelle.

Un ancien lieutenant, qui offrait au sourcil la trace d'une profonde blessure, répétait souvent que son foie contenait un pavé d'au moins vingt livres de poids. Après sa mort, qui fut précédée de plusieurs ictères, le foie fut trouvé entièrement lardacé, et la vésicule du fiel remplie d'énormes calculs. (Calmeil, I, p. 29.)

Ch. Bonet dans son *Sepulchretum* rapporte l'histoire d'un villageois qui prétendait avoir une grenouille vivante dans l'estomac. Il la sentait remuer; vingt fois il avait pu la saisir en appliquant la main sur la région épigastrique. A l'autopsie, on trouva dans l'estomac, non loin du pylore, une tumeur grosse comme un œuf de poule, sillonnée par des vaisseaux volumineux et sur le point de s'ulcérer.

La mère de l'Église dont Esquirol et Leuret ont rapporté l'histoire, qui croyait avoir un concile dans le ventre, y avait en réalité une tumeur cancéreuse.

Une vieille demoiselle de 50 ans a eu il y a vingt ans un premier accès de lypémanie dans lequel elle s'est précipitée du second étage et blessée gravement à la cuisse : elle resta estropiée. Retombée malade il y a quelques mois, elle s'est jetée du haut d'un escalier; elle en a été quitte pour quelques contusions, mais elle souffre beaucoup de son ancienne blessure, et elle s'imagine que les démons sont entrés dans son corps et la travaillent.

Des mélancoliques, constipés, affirment qu'on leur

a lié l'intestin, qu'on le leur a cacheté, qu'on y a mis des pierres.

Une vieille malade qui a des douleurs dans le ventre, les attribue à une de ses compagnes qu'elle a prise en grippe; elle prétend avec colère que c'est elle qui a pénétré dans son estomac et lui occasionne ses souffrances.

Une autre s'emporte contre une démente inoffensive qu'elle accuse d'être entrée dans ses genoux et de les lui faire enfler.

Les lésions de l'appareil génito-urinaire sont une source fréquente d'illusions, principalement chez la femme.

Observation 20.

Paralysie des extrémités inférieures. — Amaurose. — Délire de persécutions. — Idées ambitieuses. — Tendance au suicide. — Illusions et hallucinations multiples.

C..., commis aux écritures, né à Paris en 1834, célibataire, entré le 30 mars 1874. Tout ce que nous savons de ce malade, c'est qu'il a mené une vie très-irrégulière, qu'il a subi une condamnation (?), et qu'en dernier lieu il était sous la surveillance de la police. Au mois de janvier 1871, il avait été recueilli dans un hospice, parce qu'il était aveugle et paralysé. En mars 1874 il donna des signes évidents de folie: il se plaignait qu'on lui fît respirer et manger du soufre, avaler de la quinine et des excitants qui lui portaient le sang à la tête et le mettaient en érection, etc. Il était devenu violent, et avec le bâton qui lui servait à se conduire, il frappait autour de lui.

D'une constitution grêle, d'un tempérament lymphatique, C... portait au moment de son entrée un vaste abcès en suppuration au côté du droit du cou ; cet abcès durait depuis des mois (scrofules ?). La paralysie des membres inférieurs est complète ; C... ne peut se tenir debout ; en marchant il jette les pieds en dehors, mais ne parvient pas à leur faire quitter le sol ; il faut le soutenir sous les deux bras. Les membres supérieurs ne sont pas atteints. — La cécité est complète ; elle remonte à trois ans. — Le crâne est remarquablement aplati à sa face postérieure. Cependant, C... est intelligent, il s'exprime bien, et à sa conversation on reconnaît qu'il a dû recevoir une éducation littéraire soignée : il parle plusieurs langues.

Sur l'origine de sa maladie, C... ne donne que des détails confus. Cependant, à force de l'interroger, de varier les questions, j'ai fini par apprendre que les premiers symptômes se montrèrent du côté des jambes ; qu'il y a déjà six ans, il y ressentait des douleurs violentes, passagères ; qu'il y a trois ans il devint aveugle. De sorte que la maladie me paraît avoir débuté par une *ataxie locomotrice progressive*, suivie d'*amaurose*, et le délire ne serait venu qu'en dernier lieu : telle est du moins l'hypothèse la plus probable.

C... est tourmenté par des hallucinations continuelles qu'il cherche à dissimuler avec le plus grand soin. Mais quand il est trop tourmenté, il s'irrite, frappe autour de lui, et lance contre ses ennemis tout ce qui lui tombe sous la main, assiettes, etc. Quand il voit qu'il est impuissant à se venger, il tourne sa fureur contre lui-même, se frappe la tête contre les murs, cherche à s'étrangler avec sa cravate. Un jour il essaya de se crever les yeux avec une pierre, puis avec le manche de sa cuiller.

Il est persuadé qu'il est ici dans un conservatoire de musique, et qu'on le fait passer en ce moment par une série d'épreuves après lesquelles il sera le plus grand musicien du monde, qu'il éclipsera Mozart et Beethoven. On le fait siffler ou chanter du matin au soir, et il ne peut s'en empêcher. Ceux qui le persécutent et qu'il ne veut pas nommer, mais que *nous connaissons bien*, le traitent cruellement : ils le frappent, lui serrent la gorge, lui coupent la respiration; ce sont eux qui, par des machines électriques, lui enlèvent la vue et la possibilité de marcher, car il n'est ni aveugle ni paralysé.

Les mouches viennent-elles le tourmenter, c'est encore une manœuvre de ses ennemis, qui les apportent près de lui et les placent sur son visage. Et ce ne sont pas des mouches naturelles, ce sont des *mouches magiques*, il le sent à la façon dont elles le chatouillent. Un jour que je lui piquai le front avec une épingle : Ah ! dit-il, voilà les Anglais qui brûlent Jeanne Darc !

C... a bon appétit; depuis son entrée sa santé physique est bonne. Les illusions les plus singulières tourmentent ce malade; il est regrettable qu'au lieu de divulguer ses sensations, il mette au contraire un soin extrême à les dissimuler. Par quelle singulière association d'idées en vint-il à parler de Jeanne Darc alors que je lui piquais le front ?

Observation 21.

Hérédité. — Délire de persécutions. — Hallucinations de l'ouïe. Douleurs rhumatismales. — Illusions.

L..., âgé de 37 ans, est arrivé, après dix-huit ans de services, trois blessures et un grand nombre de campagnes, à être lieutenant d'infanterie. Dans le courant de 1861 il fit tant d'extravagances qu'on dut le licencier, et il ne put obtenir la croix qu'il ambitionnait et à laquelle il avait des droits réels. C'était sans doute le début de son aliénation mentale, qui le fit placer à Bicêtre au mois d'octobre 1861.

Une sœur de L... est morte folle; une tante est épileptique.

L... nous est amené de Bicêtre au mois d'août 1862, en proie à un délire généralisé. Il a de fréquents accès d'agitation. Il est en guerre avec Dieu, le pape, les jésuites : ce sont ses persécuteurs acharnés. Atteint d'un rhumatisme chronique, L... éprouve fréquemment des douleurs dans les membres; chaque fois que ces douleurs sont plus vives, L... se met dans de furieuses colères, et il s'épuise en imprécations contre le Ciel, qui lui envoie ces souffrances. Ce ne sont pas du reste ses seuls griefs. Dieu lui crie à l'oreille qu'il est un lâche, qu'il ne mérite pas la croix, etc.

Un des accès les plus violents que j'aie observés chez ce malade avait éclaté à la suite d'une névralgie dentaire ; c'était encore une manœuvre de ses infâmes bourreaux.

B. — Hallucinations.

Dans les observations qui vont suivre, on verra ressortir à chaque instant la difficulté qu'il y a en réalité à distinguer les illusions des hallucinations de la sensibilité générale : c'est une remarque que j'ai déjà pu faire à propos de quelques-unes des observations précédentes.

Observation 22.

Délire de persécutions. — Idées de possession. — Hallucinations de la sensibilité générale externe. —Pneumonie. — Étranglement interne. — Mort.

Ce malade est amené de Bicêtre au mois d'août 1862 : c'est une des figures les plus curieuses que j'aie jamais rencontrées. Petit, bossu, rachitique, d'une constitution chétive et misérable, D... a une physionomie extrêmement vive et intelligente : son regard petille. Il s'exprime bien, et paraît avoir reçu une excellente éducation. Il était dessinateur à Paris, et gagnait beaucoup d'argent; mais depuis plusieurs années il a dû quitter tout travail, et n'a plus eu un instant de repos.

Quelle est la cause de sa folie? Nous n'en savons rien. D... a aujourd'hui 52 ans, et voilà plus de dix ans qu'il parcourt la France, l'Espagne, frappant à la porte de tous les couvents, de tous les hôpitaux, cherchant en vain un remède a ses maux. Il a prié sur le tombeau de saint Jacques de Compostelle; il a imploré Notre-Dame de la Garde, Notre-Dame de Fourvières... De pérégrinations en pérégrinations, il est arrivé à la porte de Bicêtre, où la police l'a fait entrer d'office.

D... parle avec volubilité de ses souffrances : « Tout « provient, dit-il, d'une *possession extérieure*. Des « ecclésiastiques étrangers m'ont ensorcelé, ont lâché « sur moi des myriades d'*érémoïdes*, qui entrent dans « mon corps par le nez, la bouche, les oreilles, « l'anus, etc. Les médecins ne peuvent rien contre « cette maladie; le seul remède c'est d'être exorcisé

« par un prêtre convenable. » Malheureusement ce prêtre ne s'est pas trouvé, et en attendant, les érémoïdes lui empoisonnent la salive, lui délabrent les intestins. Ce sont eux qui lui ont fait sortir une hernie inguinale double. Ils lui tiraillent les parties génitales, le brûlent, le piquent, le tourmentent de toutes façons. Aussi quelles précautions pour les empêcher de pénétrer dans son corps ! Tout ce qu'il peut trouver, coton, fil, tabac, paille, linge, feuilles des arbres, voire même ses propres excréments, il se le fourre dans le nez, dans les oreilles, pour barrer le passage à ces persécuteurs. Jamais il ne les a vus : « Mais si « vous êtes des médecins dignes de ce nom, nous dit-il, « prenez un microscope, et vous les verrez ! » Il ne les a pas entendus non plus, mais quand ils arrivent à ses oreilles, c'est un bruissement comme celui d'une cascade. L'anus est leur voie de prédilection : il y introduit sa pipe, son tabac, et il le tiraille tant et si bien qu'il produit une chute du rectum.

Les érémoïdes ne parlent pas ; il ne les voit pas ; ils ne répandent aucune odeur ; il semble donc que les hallucinations soient bornées à la sensibilité générale tactile.

Février 1863. Pneumonie double très-grave, dont D... ne guérit qu'après trois semaines de maladie. Les érémoïdes s'étaient logés dans ses poumons, où ils le martyrisaient d'une belle façon.

Malgré ses souffrances, D... est habituellement gai ; il cause volontiers, et quand on peut le distraire de ses préoccupations habituelles, il a une conversation spirituelle et enjouée. Quelquefois il dessine avec un véritable talent. Mais rares, bien rares, sont les jours où il a quelque repos.

Ce malade succomba quelques mois plus tard à un étranglement interne, après quelques jours de souffrances atroces : jusqu'à la fin il maudit les érémoïdes!...

Cet exemple est peut-être le seul où j'aie vu les troubles sensoriels bornés aux sensations tactiles. Étaient-ce des hallucinations ou des illusions? Il y avait probablement l'un et l'autre, et quand les érémoïdes pénétraient par les orifices naturels, sans doute que D... y ressentait du prurit ou du chatouillement.

Observation 23.

Nostalgie. — Délire mélancolique. — Hallucinations de l'ouïe, de la vue et de la sensibilité générale externe.

D..., 53 ans, brigadier des douanes, était un homme sobre et rangé, faisant bien son service. Depuis deux ans il est veuf; dans sa résidence il avait fait la connaissance d'une jeune fille qu'il fut très-peiné de quitter quand, il y a quelques mois, il fut changé de garnison.

A dater de cette époque, son caractère s'assombrit; il regrettait son ancien poste et ne pouvait se consoler d'être séparé de sa maîtresse. Il commença à souffrir de la tête, dans laquelle il ressentit « des picotements, « comme si on l'électrisait. »

Bientôt il eut de véritables hallucinations : il entendait la voix de la fille qu'il avait quittée; plus tard la Vierge lui apparut et lui parla. Quand il était de garde la nuit, il était poursuivi par des fantômes; un soir il tira sur l'un d'eux un coup de fusil. C'est alors qu'il fut placé à l'asile, 31 mars 1862.

Au début de son séjour, D... était extrêmement

méfiant et réservé. S'isolant des autres malades, il éludait les questions qu'on lui faisait, et restait sombre et taciturne, réclamant seulement sa sortie, à laquelle il avait droit, parce qu'il n'était pas malade. Au bout de deux mois, il finit cependant par me raconter son histoire : « Si j'avais su alors, me dit-il, ce que je « sais maintenant, tout cela ne serait pas arrivé. On « m'avait jeté un *sortilége ;* j'aurais pu m'en garer. Je « ne suis pas malade, je veux reprendre mon service. « Depuis que je suis ici, je n'entends plus la même « voix : là-bas c'était une fille qui me parlait. Ici je « sens un *esprit volatil* qui m'entre par les jambes ; je « le sens dans les poils que j'ai sur la cuisse ; quand il « veut monter, je n'ai qu'à croiser les jambes; aussitôt « il est arrêté. Mais alors je l'entends qui me parle. Il « me dit de prier, de marcher. Tout ce que je fais, il « me le commande ; je ne sais comment expliquer ce « phénomène. »

Un autre jour, 1er juin, je le trouve très-ému, très-surexcité : « Il faut que je parte sur-le-champ, s'écrie-« t-il, j'ai vu ma fille, elle m'a mis sa tête sur mon « épaule, et m'annonce qu'on vient de la tuer! » J'essaye de le dissuader : « Je l'ai vue, vous dis-je, aussi « distinctement que je vous vois ! Elle était là il n'y a « qu'un instant. Laissez-moi partir ! »

Il quitta l'asile peu de temps après.

Observation 24.

Hérédité. — Hypochondrie. — Délire de persécutions. — Hallucinations et illusions de la sensibilité générale et des sens. — Phthisie pulmonaire. — Mort.

K..., 60 ans, tailleur, entré le 20 août 1862. Le grand-père de ce malade a été aliéné. Peu intelligent,

K... n'a jamais été qu'un médiocre ouvrier; il aimait à boire, sans cependant avoir été ivrogne. Sa santé l'a toujours beaucoup préoccupé, et sa seule distraction était d'aller ramasser des simples, auxquels il attribuait des vertus spéciales.

En 1839, K... avait eu un premier accès de délire, de courte durée, avec craintes et angoisses.

La maladie actuelle a éclaté il y a neuf mois, après la mort de sa femme; mais déjà depuis quelque temps il était inquiet, préoccupé, et se plaignait davantage de sa santé.

Aujourd'hui K... est amaigri; il a le teint jaunâtre, terreux; sa constitution, qui était très-forte, est détériorée. Les juifs le brûlent, l'empêchent de respirer, lui font pénétrer des insectes dans le corps. Sous l'influence de ces souffrances, K... a quelquefois des paroxysmes pendant lesquels il se roule par terre en jetant des cris, et se démène jusqu'à ce qu'il soit tout en sueur et épuisé de fatigue. Son attitude habituelle est de se tenir dans un coin, la tête baissée, dans l'affliction et la tristesse, gémissant et se lamentant.

27-28. Ses chairs sont mortes, son corps diminue. Il a des bêtes dans le ventre, qui lui dévorent les intestins. Les juifs l'empêchent de marcher, lui mettent du soufre dans le nez pour l'empêcher de respirer.

Novembre. Fréquemment agité; K... dort peu; il se nourrit assez bien. Des troubles sérieux apparaissent du côté de la poitrine (tubercules pulmonaires).

Janvier 1863. Très-amaigri et affaibli. Fièvre hectique : on lui a séché le sang, on lui brûle les veines. Le malade ne quitte plus le lit.

Février. Lamentations incessantes. On lui donne du

poison; on cherche à l'étouffer, on lui donne de grands coups dans le cœur et dans le cerveau, etc.

K... succombe peu après dans le marasme. A l'autopsie on trouva un ramollissement tuberculeux des deux poumons.

Observation 25.

Lypémanie religieuse. — Idées de suicide. — Hallucinations de l'ouïe et de la sensibilité générale.

S..., ouvrier alsacien, âgé de 32 ans, entré en octobre 1862. Nous ne savons rien sur le passé de ce malade. Depuis l'enfance il est sourd de l'oreille droite, par suite d'une otite scrofuleuse.

Maigre et pâle, S... est triste, abattu. Les sclérotiques sont jaunes; la peau du visage et de la poitrine offre également une coloration ictérique, sans que le foie soit augmenté de volume ni douloureux à la pression. Sur le front, *acné disseminata.* Constitution assez bonne, tempérament lymphatico-nerveux.

S... ne répond qu'à mi-voix. Il a commis de grands crimes; les esprits lui ordonnent de mourir, mais il est trop lâche. Il fait des difficultés pour manger. Dès qu'on le perd de vue, il court se cacher dans un coin. La nuit, il se lève et se met en prières au pied de son lit. L'haleine est fétide, la peau sèche.

18 novembre. S... parvient à tromper la surveillance des gardiens, se glisse dans un cabinet à débarras, et là, monté sur un baquet, il essaye de se pendre à un clou au moyen d'une corde qu'il avait trouvée dans ce cabinet. On survint à temps pour l'empêcher d'accomplir cette tentative de suicide.

Les esprits pénètrent dans son corps en passant par

le nez ; aussi se bouche-t-il les narines avec du linge, de la charpie, etc.

Quelques fragments de ses lettres jettent le jour le plus vif sur son délire :

« *Problème.* Le mot *au* en allemand se prononce *aou.* « Exemple : mon nom est S... au... : d'après mon « idée et mes pressentiments, il a quelque chose de fatal, « comme le nombre 13. Tous les noms qui sont compo- « sés de *au* m'ont toujours paru fâcheux, comme Faust, « Straus, Maus, Laus, Sausz, Brausz, Kautz, Grausz « et plusieurs autres qui me sont encore inconnus. Il « me semble presque un crime d'écrire, car ma con- « science me reproche de remplir du papier blanc « avec un crayon noir, car ma principale occupation « serait de travailler pour le salut de mon âme, ce « dont je n'ai demandé pardon à Dieu pour mes ini- « quités. »

« Depuis l'âge de 18 ans, *j'éprouvais comme des sauts* « *dans la tête*, qui me faisaient dormir sur le-champ, « et qui se fortifiaient de plus en plus, et ont fini par « devenir des *voix*, et m'ont déclaré qu'ils étaient des « *esprits juifs.* Ils me disent de me pendre il y a déjà « près de quatre mois ; mais au moment que je voulais « l'exécuter, j'éprouvais un fort battement de cœur, « de sorte que j'avais perdu tout courage ; ils ont telle- « ment empire sur moi qu'ils *prononcent les mots* « *avant que je ne les aie pensés en allemand*, car ils ne « comprennent pas le français, etc. »

S... avait quelquefois des accès de fureur subite, sous l'influence probable de ses hallucinations ; il se jetait sur les gardiens, frappait, mordait, brisait tout ce qu'il pouvait atteindre.

Observation 26.

Délire de persécutions. — Hallucinations de l'ouïe, de l'odorat et de la sensibilité générale. — Extension progressive du délire.

M... est née en 1826. Elle est restée célibataire pour ne pas quitter ses parents, qu'elle a perdus : le père à 80 ans, hémiplégique ; la mère à 66 ans, d'un cancer à l'estomac. Une sœur de la malade est mariée et bien portante. Elle-même n'a jamais eu d'autre maladie qu'une affection de l'estomac à l'âge de 28 ans. La menstruation a été régulière ; elle a cessé il y a quatre ans, sans accident.

M... est une petite femme, grasse, vive, alerte. Elle est venue à l'asile (novembre 1873) pour le visiter, mais non pour y rester ; on n'a aucun droit de la garder, car elle n'est pas *simple*. Elle veut faire cesser les poursuites d'un individu *que nous connaissons bien*, qu'elle n'a jamais vu, mais qui ne la quitte pas d'un instant, qui l'*encave*, lui siffle à l'oreille, au moyen d'un cornet, des injures et des saletés qu'elle n'ose répéter et, au moyen d'une *sonde*, lui travaille l'estomac, le ventre, les bras, la tête, d'une manière horrible. Il lui lance sur tout le corps une *infusion noire* brûlante, et de cette façon il l'empêche de goûter aucun repos, de se livrer à aucun travail ; souvent même il ne lui permet pas de manger.

Au mois de février 1874, M... fut enrhumée. Elle ne voulut faire aucun remède, prétendant qu'elle n'était pas malade, que le sondeur lui travaillait la poitrine, la faisait cracher, et mettait tous ses efforts à provoquer un catarrhe.

Quelle est l'origine de ce délire, qui durait depuis quatre mois au moment de l'entrée?

M... raconte qu'un jour elle prit la voiture publique pour aller dans un village voisin : elle avait 300 francs dans son sac. Huit personnes se trouvaient dans la voiture, qui, la voyant, se mirent à chuchoter entre elles, disant : « Quand la voiture s'arrêtera, nous la « tuerons, lui prendrons son argent et la jetterons « dans le fossé! » M... fut indignée de ces paroles, et, ne pouvant se contenir : « Je vois, dit-elle, qu'il y « a aussi des canailles parmi les blancs! » Fatale parole : depuis ce moment elle n'a plus de repos. Pour la punir d'avoir injurié les blancs, on a mis le sondeur à ses côtés. En descendant de voiture, elle rencontre un monsieur qu'elle ne salue pas; elle a su depuis que c'était le général, quoiqu'il fût habillé en sergent de ville. Ce général se fâcha, et M... l'entendit prononcer les paroles suivantes : « C'est « une sale bête, qui fait déshonneur à sa famille; il faut « la tuer! »

Depuis cette époque, M... est sondée, injuriée nuit et jour; elle est la risée de tout le monde, obligée de sortir de chez elle, et souvent d'aller passer la nuit dans les champs.

Il est évident que ce récit de la malade se rapporte aux premiers symptômes, non aux causes de la maladie mentale. Elle était déjà hallucinée quand elle entendit les menaces, qu'elle crut voir le général, etc.

La santé physique est bonne; mais les hallucinations s'étendent et se généralisent. M... sait maintenant que c'est M. D..., un voisin, qui commande le sondeur. Les médecins eux-mêmes, la sœur y sont pour quelque chose, et ordonnent surtout au sondeur de lui mettre sous le nez les odeurs les plus dégoûtantes. Les hallucinations de l'odorat sont surtout intenses depuis quelque temps. M... a eu quelques accès d'agitation; elle a jeté des pierres dans les vitres pour effrayer son persécuteur.

Les hallucinations *génitales* jouent un grand rôle dans le délire des mélancoliques; elles sont fréquentes et peut-être même les constaterions-nous bien plus souvent si beaucoup de malades, par un sentiment de pudeur bien facile à comprendre, ne les dissimulaient avec un soin extrême.

Les fausses sensations génitales étaient très-fréquentes chez les hallucinés du moyen âge.

« Incubes, dit A. Paré, sont démons qui se transforment en guise d'hommes et ont copulation avec « les femmes sorcières. Succubes sont démons qui se « transforment en guise de femmes, et telle habitation « ne se fait pas seulement en dormant, mais aussi en « veillant. » (A. Paré, édit. Malgaigne, III, p. 53.)

Presque toutes les sorcières recevaient les caresses de Satan, qui parvenait même à se glisser dans le lit conjugal.

Saint Bernard exorcisa publiquement, dans la cathédrale de Nantes, en présence d'un peuple immense, de plusieurs saints évêques, un esprit lascif qui imposait ses caresses à une jeune femme jusque dans le lit conjugal (Calmeil, I, p. 34).

Ces troubles de la sensibilité génitale se combinaient diversement avec des lésions de la sensibilité tactile. Tantôt le pénis du diable était dur et rugueux; il faisait souffrir la malheureuse condamnée à ses caresses; tantôt il n'offrait rien de particulier. La semence du diable était tantôt froide, glacée; tantôt chaude, brûlante.

Ce que nous observons aujourd'hui ne diffère en rien de ce qu'avaient soigneusement noté les démonographes du moyen âge.

Calmeil a connu une vieille demoiselle qui affirmait que sa matrice contenait un germe de mulet; une dame crut pendant longtemps qu'elle accoucherait d'un fœtus de singe ou d'une portée de petits chiens (I, p. 32).

Une veuve sexagénaire accuse le diable, sous la figure de l'aumônier, de venir toutes les nuits dans son lit; elle lutte courageusement, et grâce à son crucifix qui ne la quitte pas, elle triomphe de ces odieux attentats.

Une vieille fille, en démence, incohérente, se plaint de recevoir toutes les nuits la visite de plusieurs prêtres.

Chez d'autres malades, ce sont les médecins, des personnes du dehors, souvent des hommes morts depuis longtemps, qui apparaissent au milieu de la nuit et se livrent aux actes les plus odieux.

Les hommes, de leur côté, qui sont sujets aux hallucinations génitales, reçoivent dans leur lit des femmes qu'ils connaissent, quelquefois de grandes dames séduites par leur beauté et leur vigueur.

Un vieil halluciné, aveugle, est lutiné par une jeune fille qui était domestique à l'asile, mais qui l'a quitté depuis longtemps. Jamais il ne se couche, sans avoir glissé sous la porte un morceau de bois ou une pierre, afin de l'empêcher d'entrer.

Des aliénés se plaignent qu'on se livre sur eux à des actes contre nature. Un lieutenant croyait avoir été plusieurs fois livré, lié et garrotté, en présence même de ses amis, à un homme adonné aux plus infâmes débauches (Calmeil).

Chez le malade qui fait le sujet de l'observation suivante, les hallucinations génitales forment le symptôme dominant.

Observation 27.

Lypémanie religieuse. — Hallucinations de la vue et de l'ouïe. Hallucinations génitales.

M..., en religion frère S..., né en 1828, est grand, bien constitué; il se tient habituellement courbé, dans l'attitude d'un homme profondément affligé, et qui craint de regarder son interlocuteur en face.

Les premiers signes d'aliénation mentate ont paru il y a deux ans, et M... a fait un premier séjour de quatre mois à l'asile (1869-70). Retourné dans sa congrégation, il a pu y rester pendant deux ans; mais sous l'influence de ses hallucinations, devenues de plus en plus intenses, il a eu des accès d'agitation, et il a fallu le renfermer de nouveau (avril 1872).

Les causes de la folie sont inconnues : depuis treize à quatorze ans, M... souffrait d'hémorrhoïdes qui chaque année s'arrêtaient pendant quelque temps, produisant des lourdeurs, des maux de tête, etc.

M... est généralement tranquille le jour, et paraît même assez raisonnable. Mais toutes les nuits il est en proie à une agitation tellement violente qu'il est impossible de le laisser coucher au dortoir.

A peine est-il couché, des images érotiques viennent le tourmenter. Des femmes nues lui apparaissent, prenant des poses lascives, lui adressant des discours provoquants : « Je t'aime! dois-je venir? — Belle cuisse! Belle jambe! etc. » D'autres fois ce sont des hommes, d'anciens frères, qu'il a connus, qui l'excitent et lui disent des obscénités. Le malheureux essaye de résister; il prie; mais plus il met de ferveur à ses oraisons, plus les *esprits pourceaux* redoublent d'efforts. Alors il se lève, il pleure, se frappe la poitrine, s'agenouille, marmotte son chapelet. Tout est inutile! Le désespoir le gagne, il se roule par terre, pousse de grands cris! Il finit par s'emporter et entre dans de véritables accès de fureur. Mais sa fureur est impuissante comme ses prières : les odieuses images sont toujours là, les érections persistent, et très-souvent sont suivies d'éjaculation. Épuisé, désespéré, M... regagne sa couche, où les mêmes scènes recommencent.

A la visite du matin, M... raconte ce qu'il a souffert. S'il a pu se procurer un morceau de papier, il y inscrit fidèlement tout ce qu'il a vu, tout ce qu'il a ressenti. Voici, au hasard, un de ces billets :

« 1° Depuis deux ans et plus, j'ai été pris par le péché « et attaqué contre la sainte vertu de pureté régulière« rement toutes les nuits et, plusieurs fois, sans consen« tement aucun, on m'a fait répandre la semence.

« 2° Je suis encore pris par de mauvaises affections « en divers endroits du corps, au derrière, aux cuisses, « aux jambes et aux pieds.

« 3° J'ai eu plusieurs fois des visions de femmes, « faisant sur mon corps des saletés.

« Mes oreilles ont été aussi trop souvent abasourdies « par diverses personnes de sottises épouvantables.

« 4° Enfin je suis poursuivi dans mes lectures et « dans mes pensées, malgré moi, et j'ai entendu des « blasphémateurs, des gens qui parlent mal de la reli- « gion. Ma tête a été souvent assiégée par des pesan- « teurs et des sommeils qui m'auraient réduit à tom- « ber par terre, si je ne m'étais pas fait de grandes « violences.

« J'ai eu cette nuit saletés sur saletés, jusqu'à repro- « duction du plaisir, si je ne me surveillais pas. Enfin « c'est l'abomination de la désolation.

« Voudriez-vous avoir la bonté, Monsieur, de faire « mettre des affiches à la porte des églises des pays « que j'ai habités, en annonçant au peuple que je suis « assiégé d'esprits immondes, qui, sans le savoir peut- « être, plongeraient mon âme et mon corps dans l'en- « fer, etc. »

Aucun traitement n'a pu délivrer ce malade de ses érections nocturnes. Sa santé se maintient satisfaisante, quoiqu'il ait un peu maigri. M... recourt à mille moyens pour mettre un terme à ses souffrances ; il lie son mouchoir autour de ses testicules, les serrant le plus qu'il peut, ou bien il les recouvre de terre glaise, etc.

Il présente encore un phénomène remarquable : il prétend quelquefois que ce n'est pas lui qui nous parle, qu'il a dans son corps un de ses frères, et que c'est ce frère dont nous entendons la voix.

Observation 28.

Lypémanie, démonomanie. — Hallucinations de tous les sens, et principalement de la sensibilité génitale.

Mlle B..., née en 1821, vivait avec sa fille, âgée de 23 ans, dans une position modeste, mais sans avoir jamais souffert de privations. La jeune fille était fiancée à un jeune homme qu'elle aimait, et dont elle fut brusquement abandonnée; ce fut une source de violents chagrins pour la mère. Un autre chagrin fut la perte de quelques économies. Triste et affligée, B... conçut la malheureuse idée de s'adresser aux tables tournantes, pour savoir où se trouvait le fiancé de sa fille, et s'il reviendrait. Elle évoqua les esprits, mais elle les évoqua si bien que bientôt elle en fut entourée et qu'ils ne voulurent plus la quitter. Le démon entra dans son corps, et elle pria le vénérable curé de sa paroisse de venir l'exorciser. Comme en même temps les esprits lui faisaient faire des actes de nature à compromettre la sûreté de son entourage, comme d'allumer de grands feux dans sa chambre pour purifier l'air, on dut aviser à la faire placer à l'asile, et en attendant elle fut conduite à l'hôpital.

C'est là qu'elle fut tourmentée le plus vivement; au moyen de *cigarettes spiritiques*, les démons la brûlaient sur tout son corps, lui empoisonnaient ses aliments, et elle dut demander elle-même à être isolée dans une chambre, afin que les autres malades ne fussent pas incommodées. Tous ces démons étaient dirigés par l'économe de l'hôpital, qui n'était autre que Belzébuth lui-même. Il lui apparaissait la nuit, et lui disait : « Regarde-moi ! Je suis Belzébuth ! Tu « deviendras folle ! »

Des esprits impurs pénètrent dans son corps, par les parties génitales; elle les sent distinctement. Ils ne lui causent pas de douleur, mais un picotement, comme des coups d'épingles et une sensation *chaude*. Pour empêcher leur entrée, elle se fourre dans le vagin une poire et un tampon de linge. — Les cigarettes spiritiques sont tantôt froides, tantôt brûlantes.

Telles sont les sensations morbides de B..., qui entre au mois d'août 1874. Elle est grande, pâle, amaigrie; elle a la physionomie triste, recueillie. C'est à voix basse qu'elle répond aux questions qu'on lui fait, mais sans chercher à dissimuler ce qu'elle éprouve. Ici, à l'asile, les mêmes démons la poursuivent, lui disent les mêmes choses déplaisantes, et se livrent aux mêmes actes. Chaque nuit elle est obligée de subir leurs caresses. Souvent, dans le jour, ils la tourmentent si fort, qu'elle s'agite pleure, crie, pousse des soupirs, et crache pour faire sortir les esprits de son corps.

Observation 29.

Causes inconnues. — Délire de persécutions. — Hallucinations et illusions diverses. — Hallucinations génitales.

Ch... est une femme grande et fortement constituée, née en 1841. Mariée depuis plusieurs années, elle n'a pas eu d'enfants. Les causes de sa maladie sont inconnues; nous ne savons rien des antécédents héréditaires.

Au moment de l'entrée (mai 1873), Ch... est aliénée depuis plusieurs jours; la folie a débuté par un accès d'agitation maniaque extrêmement violent qui serait survenue à la suite d'une colère (?). Ch... s'est crue poursuivie par les gendarmes ; elle entend des voix qui l'injurient, elle voit des animaux, des hommes cachés pour lui faire du mal.

A l'asile elle est généralement assez tranquille, concentrée en elle-même, et d'un abord difficile. « Elle va bien ; qu'on la laisse en repos ! Elle n'a pas « besoin qu'on s'occupe d'elle, etc... » L'appétit est bon ; elle est réglée.

Ce qui domine dans le délire de cette malade, c'est une haine profonde, implacable pour son mari, avec qui cependant elle faisait bon ménage. Pendant longtemps je n'en pus savoir le motif : « Il m'a fait, « disait-elle, une chose abominable, que je ne lui « pardonnerai jamais. Jamais je ne retournerai auprès « de lui, je préfère la mort. » — Quand son mari vient la voir, elle le reçoit mal ; quelquefois elle prétend que ce n'est pas lui, qu'un autre individu a pris sa place. Un jour (septembre 1873), après une visite de son mari, elle eut une violente attaque de nerfs.

J'ai fini cependant par savoir les griefs qu'elle nourrissait contre lui ; elle l'accuse de l'avoir fait attacher sur son lit, et, l'ayant ainsi mise dans l'impossibilité de se défendre, d'avoir introduit près d'elle des hommes déguisés en médecins, mais qui n'étaient pas de vrais médecins, et qui ont indignement abusé d'elle. Ceci se passait quelques jours avant qu'on l'ait amenée ici, où, chaque nuit, les mêmes attentats se renouvellent. Des hommes qu'elle ne connaît pas, qu'elle ne voit pas, s'approchent de son lit, soulèvent les couvertures, la découvrent, et se livrent sur elle à des actes honteux ; elle est persuadée que son mari est leur complice.

On voit que, chez cette malade, des faits réels sont défigurés dans le sens du délire. Il est vrai que dans les derniers jours qu'elle a passés chez elle, son mari a été obligé de la faire attacher sur son lit, tant elle était agitée, et d'appeler auprès d'elle des médecins et des personnes pour la garder ; ce fait si simple est interprété comme nous l'avons vu.

J'ai connu une autre malade, hystérique et maniaque, chez qui le début de la folie avait été signalé par des phénomènes analogues. La folie s'était déclarée peu après son mariage ; elle se figurait être enceinte. Les femmes qui l'entouraient étaient des hommes déguisés qui, la nuit, venaient dans sa chambre, couchaient dans son lit, et lui faisaient éprouver toutes les sensations du coït. C'est la malade elle-même, personne instruite et fort intelligente, qui me donna tous ces détails après sa guérison.

Les hallucinations génitales les plus singulières que j'aie jamais observées, je les ai rencontrées chez Mlle J..., dont voici l'observation.

Observation 30.

Excès alcooliques. — Délire de persécutions. — Hallucinations et illusions multiples. — Hallucinations génitales.

Entrée en 186., à l'âge de 54 ans, Mlle J... est surtout tourmentée par des hallucinations de l'ouïe : des voix injurieuses la poursuivent, chaque personne est pour elle un ennemi. Pendant longtemps elle a cru que c'étaient les protestants qui s'étaient ligués contre elle. Ses hallucinations provoquent de violents accès de colère, elle crie et fait des menaces dans le langage le moins convenable. Tous les trois ou quatre jours elle a des crises nerveuses qui durent en moyenne une dizaine de minutes, pendant lesquelles elle tomberait si elle n'était soutenue par plusieurs personnes. Dans d'autres moments elle a le besoin en quelque sorte instinctif de pousser le cri de « papa! papa »! — Ces cris la soulagent et la calment.

L'appétit est excellent, la santé physique ne laisse rien à désirer.

Les hallucinations sont plus fortes la nuit; Mlle J... se lève, barricade sa porte, se met en embuscade près de la fenêtre pour empêcher les *esprits* d'entrer dans sa chambre et de la tourmenter.

Dans le jour elle a les plus singulières illusions; elle prétend qu'on lui prend sa tête, sa figure, ses mains, et qu'on lui donne la tête, la figure, les mains d'une autre. Un jour elle se précipite sur une jeune malade placée près d'elle, et cherche à lui arracher le nez, parce qu'elle prétend que c'est le sien qu'on lui a volé. Ces illusions ne paraissent pas s'accompagner de troubles sensoriels : quand Mlle J... se plaignait que son nez lui eût été pris, je constatai qu'il n'y avait à la peau ni anesthésie ni hypéresthésie.

Un autre jour Mlle J... s'approche confidentiellement de nous à la visite, et nous confie que depuis longtemps elle est tourmentée de la façon la plus indécente : elle prétend que sur sa poitrine, au-dessous du sein gauche, on lui place un membre viril, celui de M. X... avec qui elle a vécu maritalement pendant de longues années : ce membre viril se déplace, va et vient sur son dos ; il n'est ni chaud ni froid, mais sa présence lui est odieuse.

Depuis six ans qu'elle est à l'asile, Mlle J... est dans le même état. Sa folie paraît incurable ; elle est due à des excès alcooliques et probablement aussi à une prédisposition héréditaire, sur laquelle nous ne savons rien de précis.

Les femmes atteintes de délire mystique sont généralement en proie à des hallucinations génitales. Moreau, de Tours, en a rapporté dans sa *Psychologie morbide* un exemple bien remarquable :

Une jeune personne qui, dans d'autres conditions de famille et d'entourage, eût pris place parmi les Chantal et les Guyon, écrivait de nombreuses lettres dans lesquelles elle rendait compte des sentiments qui l'obsédaient. En voici un extrait :

« Je me suis couchée, avec un tel gonflement de tous « mes organes, que j'en étais sourde et comme imbé- « cile. Je baisais, comme un petit chien châtié, bien « doucement, la main de mon maître.....

« Je méditais les méditations de saint François de « Sales sur le Cantique des Cantiques, à mes oraisons « du matin. Une nuit donc, bien éveillée, je me sentis « supendue dans toutes mes jouissances et attendant « dans une sorte de frayeur ce que le Seigneur allait « dire. Je le vis très-réellement tel qu'il est dépeint « au Cantique des Cantiques... Il s'étendit près de « moi, mit ses pieds sur mes pieds, croisa ses « mains avec les miennes, élargit sa déchirante cou- « ronne où il serra sa tête avec la mienne ; puis « tandis qu'il me faisait vivement ressentir les dou-

« leurs de ses clous et de ses épines, passant ses « lèvres sur les miennes, et me donnant le plus divin « baiser d'un époux divin, il m'inspira dans la bouche « un souffle délicieux qui, versant en tout mon être « une vigueur rafraîchissante, le réjouit partout d'un « tressaillement incomparable et le lui gagna sans « réserve. » (*Psychol. morbide*, V.)

Il est du reste à noter que les hallucinations et les illusions génitales sont presque inséparables du délire religieux. Je me suis souvent demandé pourquoi. Il y a là autre chose qu'une simple coïncidence, car dans la folie religieuse de tous les siècles, de tous les peuples, de tous les pays, on voit l'exaltation morbide envahir la sphère génitale. Cousin déjà a très-bien montré que le mysticisme n'est jamais plus près des sens que quand il croit en être très-loin.

3° *Folie sensoriale.* — J'arrive maintenant aux faits qui me paraissent constituer la folie sensoriale proprement dite ; c'est-à-dire qu'au délire se joint un trouble profond, général, de toutes les sensations tant externes qu'internes, tant générales que spéciales, mais principalement de la sensibilité subjective. Les aliénés de cette catégorie ont une physionomie spéciale : tout leur délire, qui est très-étendu et très-complexe, ne s'alimente que dans les troubles sensoriels.

Déjà, parmi les observations précédentes, il en est quelques-unes que j'aurais pu ranger ici ; celles qui suivent sont encore plus caractéristiques.

Observation 31.

Prédisposition héréditaire. — Rachitisme, scrofules. — Surdité. — Folie sensoriale, monomanie religieuse.

Dans les premiers temps que j'étais à l'asile, je voyais tous les matins, à la visite, une petite vieille, bossue, ratatinée, boiteuse, s'approcher mystérieusement de moi et me glisser dans la main un petit carré de papier soigneusement plié, dans lequel je trouvais invariablement un ou deux de ses cheveux. Sur ces petits papiers était noté méticuleusement tout ce que la malade avait éprouvé depuis la veille. J'en eus bientôt une collection, et je m'aperçus bien vite que tous ces billets se ressemblaient. En citer un au hasard, c'est les citer tous : ils sont uniformément adressés au « saint Directeur du magnétisme spirituel ».

« Jour et nuit les prostituées des jésuites et le « grand cochon ne cessent d'entailler le globe de l'œil « gauche de ma figurine et de me piquer les paupières « jusqu'à ce que mon œil soit en sang, c'est-à-dire « jusqu'à ce que l'excès de ces cruautés m'arrache des « larmes ; seulement alors elles me couvrent l'œil « d'une compresse imprégnée du pus de leur tumeur ; « elles nomment cela un calmant. Cette horrible salo- « perie établit une suppuration brûlante. C'est le « grand cochon qui les guide par son exemple.

« Ils ne cessent de tenter de me couper les nerfs « grands régulateurs : ils les ont même soulevés par « des coins en fer ; lorsqu'ils les touchent, il me semble « qu'on les arrache. Quelle cruauté ! c'est infernal, et « cela n'empêche pas qu'on me donne continuellement « la morve, qu'on me brûle à chaque instant le cer-

« velet, la cervelle, le cerveau, la poitrine, l'estomac, « le péritoine, soit avec les acides les plus violents ou « le phosphore. Ils poussent même la cruauté jusqu'à « me mettre du plomb fondu dans la moelle épinière « par le cervelet, qu'ils ont creusé jusqu'au fond avec « un fer rouge.

« .... Notre café est toujours infecté par le pus des « cochons, au point de ne pas le prendre. Le pain de « notre soupe et celui de notre ordinaire sont telle« ment enroidis par la rage et le venin de serpent que « nous ne pouvons l'avaler.

« On me fait perdre la raison par la crécelle à la « rage arséniquée administrée avec le rapport de la « nature divine de mon saint époux. »

Dans une autre lettre :

« Depuis votre visite d'hier, l'action que les maudits « ont exercée sur moi a été de nature à atterrer un « bœuf. Au frisson grelotant a succédé la fièvre bat« tante et le grand transport : ma cervelle et cervelet « sautaient sous le crâne. A cet acte de cruauté, les « maudits ont ajouté celui des coups de verge sur le « cervelet, le cerveau et dans la fontanelle; toute la « journée plus de cinquante hommes n'ont pas cessé « de frapper sur ma tête, crâne levé, avec leur verge « rembourrée d'un appareil mercuriel électrique, et « beuglaient en même temps dans la cervelle et les « oreilles, tandis que par les crécelles on ne cesse de « me remplir le cerveau et l'estomac de la putréfaction « des pourris. »

Tous ces billets sont signés :

« L'Épouse de Jésus-Christ, née R... »

Quelle est l'histoire de cette malade ?

Née à Paris en 1811, Mlle R... a eu une enfance débile et maladive. Elle a été affectée de rachitisme (déviation de la colonne vertébrale) et, plus tard elle eut sans cesse les humeurs en mouvement (abcès froids, scrofuleux). Elle ne fut réglée qu'à 18 ans, et toujours d'une manière irrégulière.

Son éducation a été soignée, car Mlle R... est née dans l'opulence : le père, fournisseur des armées sous l'Empire, avait amassé une grande fortune. Mais cette fortune fut perdue, et la famille tomba dans un état voisin de la gêne ; la jeune R... en fut vivement affectée. Elle voyait disparaître le brillant avenir qu'elle rêvait ; elle chercha son refuge dans la dévotion. Vers cette époque, elle suivit avec assiduité des conférences religieuses faites par un prêtre très-rigoureux.

A l'âge de 20 ans, fièvre cérébrale avec délire religieux. Depuis cette époque, le caractère devint inégal, emporté : tantôt Mlle R... voulait se marier, tantôt elle voulait se faire religieuse.

A l'âge de 35 ans, chute accidentelle dans une citerne, pendant que le corps était en sueur ; il en résulta un rhumatisme articulaire aigu qui la fit beaucoup souffrir, et dont elle ne guérit jamais complétement, car elle a toujours eu depuis des douleurs rhumatismales dans les membres et dans la tête. C'est à cette époque que les règles disparurent. On lui appliqua un cautère au bras gauche.

L'existence déjà si pénible et si souffreteuse de Mlle R... fut rendue encore plus pénible par les soins qu'elle eut à donner à sa mère, atteinte de plusieurs attaques de paralysie, et dont la maladie se prolongea pendant plus de douze ans. Le dévouement de Mlle R... ne se rebuta jamais; mais, aigrie par le malheur, elle prenait parfois de furieuses colères.

Un nouveau coup mit le comble à ses malheurs. Elle perdit en 1862 un frère qui était son unique soutien : déjà alors elle avait des étourdissements, des bruissements d'oreille; sa surdité augmenta. Elle tomba de plus en plus dans la dévotion, et les bruits qu'elle entendait se transformèrent peu à peu en voix célestes. Ce ne fut cependant qu'en 1865, trois mois avant son entrée à l'asile, que le délire se manifesta par des actes tellement extravagants qu'il fallut l'éloigner de la famille de sa sœur, qui l'avait recueillie et soignée avec une touchante sollicitude.

Il paraît exister une prédisposition héréditaire : une cousine germaine de la malade est atteinte depuis dix ans de monomanie religieuse.

Au début le délire est parfaitement coordonné : R... est l'épouse de Jésus-Christ. Elle a même cru pendant longtemps que Jésus-Christ, par l'intermédiaire de son confesseur, l'avait rendue enceinte, et que cette faveur signalée du Fils de Dieu l'avait rendue odieuse aux jésuites, qu'elle considère comme ses persécuteurs acharnés : de sorte que ceux-ci lui font supporter tous les tourments imaginables, tandis que sa communion intime avec Dieu la plonge dans un ineffable ravissement. Dieu a placé près d'elle un ange gardien qui ne la quitte pas, qui la protége et la soutient. Aussi les jésuites ne peuvent-ils l'attaquer directement; mais ils exercent leurs manœuvres sur des *figurines* qu'ils façonnent à son image exacte : c'est, on le voit, presque la doctrine de l'envoûtement du moyen âge.

Mais pourquoi, lui dis-je un jour, Dieu, qui vous aime tant, permet-il qu'on vous fasse tant souffrir? — Vous ne savez donc pas, me répondit-elle en souriant, que je suis l'épouse du Christ, et ne faut-il pas que mes souffrances aident à racheter les hommes?

Aussi elle souffre patiemment: les douleurs rhumatismales, les névralgies, les rhumes, dont elle est fréquemment atteinte, toutes ces sensations douloureuses sont interprétées par elle de la façon la plus bizarre. Les sensations normales n'échappent pas à ces fausses interprétations; quand, en été, les mouches viennent se poser sur elle, ce sont les *invisibles* qui les apportent dans des boîtes.

Le délire n'a plus aujourd'hui la netteté qu'il avait au début. Les hallucinations et les illusions sont tellement nombreuses et tellement enchevêtrées les unes dans les autres, qu'il en résulte une certaine incohérence; cependant le fond reste le même.

La folie sensoriale ne comporte pas toujours cette sérénité, ce parfait contentement; il est des malades que leurs souffrances poussent invinciblement au suicide.

Observation 32.

Cécité. — Folie sensoriale. — Délire de persécutions. Lypémanie suicide.

D..., ouvrier verrier, né en 1821, veuf et père de deux enfants, entre le 26 juillet 1874. Il est aveugle depuis trois ans, et s'est fait soigner dans les hôpitaux de Lyon, où les chirurgiens lui ont déclaré qu'il n'y avait rien à faire. La cause de la cécité paraît-être l'ardeur du feu auquel il était exposé habituellement.

Depuis qu'il est aveugle, il est tourmenté par des

visions, qui d'abord l'amusaient beaucoup, mais qui ne tardèrent pas à le fatiguer et à l'effrayer. Ces visions devinrent de plus en plus terrifiantes, et, il y a dix-huit mois, D..., voulant fuir des hommes qui se précipitaient sur lui pour le massacrer, se jeta hors de son lit, et se fractura la jambe gauche.

Actuellement D... est notablement affaibli ; les extrémités inférieures sont atteintes de paralysie ; D... peut à peine se tenir debout ; il est triste, abattu ; qu'on le laisse mourir, puisque aussi bien on ne cesse de le tourmenter. On lui jette dans les yeux des poignées de sable et de cendres ; on le frappe avec des bâtons ; on lui dit des injures ; ses aliments ont une odeur fétide : il sent bien qu'on y met du poison, etc. Le 6 août il essaye de s'étrangler avec sa cravate, et depuis il a fait plusieurs tentatives semblables. Souvent il demande en grâce au gardien de le faire mourir.

J'ai pu remarquer que chez les aliénés aveugles le délire s'alimente principalement dans les troubles de la sensiblité générale. Sur huit aliénés aveugles que j'ai vus dans le courant de l'année, sept étaient atteints de folie sensoriale, un seul était franchement maniaque.

Peut-être ce fait trouve-t-il son explication dans cette circonstance que chez les aveugles tous les sens sont hypéresthésiés, afin de suppléer au sens de la vue qui manque et qui, à l'état normal, est celui qui nous fournit le plus d'idées. La sensiblité tactile est surtout le siége de cette hypéresthésie fonctionnelle : on sait quelle finesse incroyable le tact acquiert chez les aveugles.

Les deux observations suivantes ont également trait à des aveugles.

Observation 33.

Cécité. — Folie sensoriale. — Délire de persécutions, monomanie ambitieuse.

Un mendiant aveugle, âgé de 63 ans, est amené au mois de décembre 1872, sans aucun renseignement. Ce malade se plaint toujours, et de la nourriture qui est empoisonnée, et de son lit, qui sent mauvais, et de ses voisins, qui lui électrisent les jambes, le dos et la tête. Ce n'est cependant qu'au bout de quelques mois qu'il révèle un délire ambitieux très-étendu. Ayant demandé à faire ses Pâques, aussitôt qu'il fut en présence de l'aumônier : « Savez-vous bien, lui « dit-il, qui je suis ? Je suis le président de la Répu- « blique. J'ai 150 millions et 34.000 chèvres dans « les Alpes ! »

Dans le courant de l'été, C... s'affaiblit considérablement ; il eut de la diarrhée et il succomba dans le marasme. Jusqu'au dernier moment il pleurait en s'arrachant les cheveux quand il parlait de ce qu'on lui faisait souffrir.

Observation 34.

Cécité. — Folie sensoriale. — Délire de persécutions. — Idées ambitieuses. — Le malade commet une tentative d'assassinat qui le fait condamner à la reclusion.

N... arrive de la maison centrale de X..., où il subissait une peine de sept ans de reclusion, prononcée en décembre 1867, par une cour d'assises, pour tentative d'assassinat. Il avait tiré un coup de pistolet sur l'aubergiste chez lequel il avait passé la nuit.

N... est de petite taille, trapu, de forte constitution,

d'un tempérament lymphatique-nerveux. Il est âgé de 35 ans. Sa profession est celle de chanteur ambulant, et il a subi antérieurement six condamnations pour vol, mendicité, coups et blessures, prononcées par divers tribunaux. Cependant N... est complétement aveugle, et il l'était déjà au moment où il a commis la tentative de meurtre qui lui a valu sa dernière condamnation. L'œil droit, atteint en 1862, avait été opéré par Sichel, qui avait essayé de créer une pupille artificielle ; il est complétement atrophié. Dans l'œil gauche, devenu malade en 1863, la pupille est immobile, le cristallin opaque.

Entré à la maison centrale en janvier 1868, N... avait été employé à tourner une roue dans l'atelier de cordonnerie. On ne tarda pas à remarquer que tous les huit ou dix jours, il s'emportait et, sans provocation, injuriait et frappait avec le bâton qui lui servait à se conduire les personnes placées près de lui. Il prétendait alors qu'il ne faisait que se défendre, que des ennemis entraient par la fenêtre pour le frapper, et se sauvaient ensuite. La folie cependant ne devint manifeste que plus tard ; car N... ne fut transféré à l'asile qu'au mois de mars 1873.

N... est très bavard et se lance, dès qu'on l'interroge, dans des divagations interminables, où il est difficile de le suivre et de démêler la vérité. Il attribue sa cécité tantôt à une fièvre typhoïde, tantôt à des coups reçus dans une rixe. Quant à ses souffrances, il ne tarit point :

« J'éprouve ici, dit-il, toutes les misères : je suis « victime de la bande des Italiens qui faisaient frémir « tout le Midi. Deux individus sont venus avec moi

« lorsqu'on m'a amené ici, avec un cahier rempli de « mensonges. Ce sont des forçats qui font les *ventrilo-* « *ques* et qui sont continuellement après moi, à deux « pas, l'un devant, l'autre derrière. Ils m'envoient des « odeurs mauvaises ; je ressens des picotements du « côté du cœur. Plusieurs fois ils m'ont empoisonné « avec un os de vipère, avec des pilules de belladone ; je « sens alors le cœur qui se gonfle, et l'estomac est sur « le point de rendre. La nuit je suis asphyxié, et le « matin j'ai sur les lèvres des boutons de malpropreté. « Ils ont essayé plusieurs fois une pile de Volta sur « mes bras et mes mains, pour me faire crisper les « nerfs. Ils me brûlent avec des projectiles de phos- « phore, et avec la nicotine ils me plongent dans un « anéantissement profond. Ils cherchent même à me « soutirer la nature et me font perdre la semence, etc. »

Et pourquoi ces individus s'acharnent-ils après lui? « Parce que j'ai la recommandation des procureurs « généraux, que j'ai les meilleures notes de la maison « centrale ; — qu'ils veulent empêcher ma réhabilita- « tion et me dépouiller des 25.000 francs que je pos- « sède ; — parce qu'une demoiselle d'une grande beauté « est devenue amoureuse de moi, etc. »

N... prétend qu'il a des maisons à Paris et à Marseille, des fonds placés chez des banquiers, et qu'en sortant d'ici il sera très-riche. Un jour il dit qu'il est marié, qu'il a des enfants, le lendemain il affirme qu'il est encore garçon.

Au surplus N... est un halluciné dangereux : à l'asile même il s'emporte souvent et donne de violents coups de pied et coups de poing autour de lui. Il est probable que lorsqu'il tira un coup de pistolet sur l'aubergiste, il était déjà halluciné, car il soutient que cet aubergiste voulait l'assassiner et qu'il n'a fait que se défendre. Le fait seul qu'il voyageait avec une arme chargée sur lui permet de supposer qu'il se croyait poursuivi par des ennemis imaginaires.

Observation 35.

Hérédité. — Caractère excentrique ; vie aventureuse. — Folie sensoriale. — Monomanie ambitieuse. — Délire de persécutions.

X... appartient à une famille noble du ...... Tout enfant, il montrait une vive intelligence, quelques facultés brillantes, mais un caractère indocile et original. Ni ses maîtres ni ses parents ne purent le fixer à rien. Il est vrai qu'il fut élevé avec une déplorable indulgence, et sa vie n'a été qu'un tissu d'excentricités de toute sorte. « Tous les défauts, il les a eus, me disait un membre de sa famille, sauf un seul, la passion du jeu. » — Il a été marin, soldat, avocat ; il s'est jeté dans la politique avec toute la fougue de la jeunesse et d'un caractère emporté : en 1851 il a passé quelque temps en prison.

D'une prodigalité sans mesure, il a ruiné sa famille. Un fait entre mille peut donner la mesure de son extravagante générosité : jamais, quand il achetait une bagatelle, il ne daignait reprendre la monnaie de la pièce qu'il jetait au marchand, et il lui est arrivé de payer 20 francs un cigare ou un paquet de tabac.

Enfin lui qui, par sa naissance, son éducation, ses relations sociales, pouvait prétendre à un mariage brillant, finit par épouser une servante de sa mère, achevant ainsi de se brouiller avec les siens.

Quand la folie est-elle venue couronner cette carrière si agitée? Au moment de son entrée (août 187.) les premiers symptômes remontaient à plusieurs années, et il est à présumer que les événements de 1870 ont hâté l'explosion du délire et lui ont donné un cachet spécial.

X... a une sœur également excentrique, qu'il a fallu interdire.

Agé de 50 ans, d'une taille moyenne, bien constitué, X... a un extérieur distingué. Il porte la tête haute, marche fièrement: « Je suis député, inviolable. « Je proteste contre ma séquestration, qui est illégale, « arbitraire. Vous répondrez devant les tribunaux de « la violence que vous exercez sur ma personne. Il y a « cinq ans, j'ai été empoisonné, je suis tombé foudroyé, « et pendant six mois toutes mes sécrétions ont été « arrêtées: c'est un miracle que j'en sois réchappé. « Au mois de février, une bande de carbonari et francs-« maçons s'est établie à N... et s'est portée sur moi à « des sévices tellement graves que j'ai dû quitter la « franc-maçonnerie, et le 27 avril j'ai déposé une « plainte chez le procureur général. J'ai un procès que « je gagnerai et qui me rapportera trois millions, etc. »

Il est vrai que depuis plusieurs mois X... n'a plus de repos; il fatigue de ses plaintes les magistrats, court d'une ville à l'autre; mais partout il retrouve ses ennemis, qui l'ont précédé, et quel que soit l'hôtel où il descend, leurs batteries électriques y sont déjà installées.

Il communique avec ses amis par la *vocale*, et il entend tout ce qui se passe. On lui met du poison dans ce qu'il mange: c'est de l'acide sulfurique mêlé à du chloroforme. S'il y a échappé jusqu'aujourd'hui, c'est grâce à un morceau de camphre qu'il porte toujours sur lui. Jusqu'à son tabac qui est empoisonné! Il a toujours une pierre en bouche pour neutraliser le poison.

Par l'*embobinage interne*, on lui soutire son fluide vital ; chaque nuit on lui extrait sa semence virile (cependant il n'a pas de pertes séminales), on lui noue les intestins. Par des fils invisibles, on lui envoie des décharges électriques sur le dos, dans la poitrine, sur les mains. Il ne peut pas écrire, parce que dès qu'il s'y met on lui fait trembler la main; de même on l'empêche de lire parce qu'on l'aveugle avec des miroirs réflecteurs.

Il voit ses amis, qui le renseignent sur tout ce qui se passe, sur tout ce qui se trame contre lui. Mais il est sans crainte, tout cela finira bientôt; le président de la République, le ministre de l'intérieur sont prévenus, et si leurs dépêches n'étaient pas interceptées, il y a longtemps qu'il serait délivré.

Ce qui est plus singulier encore, ce sont les illusions qui l'obsèdent. Il a découvert dans le préau un aqueduc romain, et le voilà qui arrache les arbustes, ramasse les pierres, en remplit ses poches, son mouchoir; il va faire jaillir une source thermale. Toutes les pierres qu'il ramasse sont des diamants, des émeraudes, des agates orientales, des médailles antiques, etc.

Ce délire n'a fait que s'étendre et se généraliser depuis que X... est à l'asile.

Chez beaucoup de malades la folie sensoriale ne s'accompagne que d'un simple délire de persécutions, sans qu'il s'y joigne d'idées dominantes, ambitieuses, religieuses ou autres. Telles sont les observations suivantes.

Observation 36.

Causes inconnues. — Folie sensoriale. — Hallucinations de l'ouïe et de la sensibilité générale; délire de persécutions. — Obésité extraordinaire.

M... a passé par tous les grades pour arriver, à l'âge de 52 ans, à être lieutenant-archiviste à la place de S... Très-grand, très-fortement constitué, M... présente déjà au moment de son entrée, 10 mars 1862, un degré marqué d'embonpoint. Il ne paraît pas qu'il ait fait des excès; cependant il a eu plusieurs blennorrhagies, qui ont guéri sans laisser de traces. Il y a dix-huit mois, congestion cérébrale avec surdité, guérie après un traitement de quinze jours. Santé habituellement bonne, sauf une certaine gêne dans la respiration, produite peut-être par l'embonpoint.

Il y a deux mois, M... a perdu le sommeil; il s'est senti inquiet, tourmenté. Il a entendu des voix qui l'accusaient d'avoir volé. Ces voix l'ont suivi à l'hôpital militaire, où il a été soumis à un traitement de plusieurs semaines avant d'être amené à l'asile. Elles le tourmentent jour et nuit, mais surtout la nuit. Les *insoleurs* qui lui parlent de cette façon ne se bornent pas à l'injurier; ils lui lancent des *fumigations* dans sa chambre, et il faut qu'il sorte du lit et se mette à la fenêtre pour ne pas étouffer. Pendant le jour ils le soumettent à des courants électriques; il reçoit des *fusées électriques* dans le dos, sur les mains, aux tempes; ce sont des secousses accompagnées de chaleur, de tremblements convulsifs dans les muscles.

M... n'est préoccupé que de trouver le moyen de se mettre à l'abri. Tantôt il passe des heures entières, les pieds et les mains appuyés sur une table de jardin en fer, afin, dit-il, de faire écouler l'électricité dans le sol; tantôt il se cache dans un massif, pour être à l'abri des *plaques d'insolation* et des *miroirs réflecteurs.*

M... entend continuellement les insoleurs, mais il ne les a jamais vus, et c'est bien ce qui le désespère : « Ce sont des lâches qui se cachent, s'écrie-t-il avec « colère. Qu'ils viennent, ces misérables ! qu'ils osent « me regarder en face ! Je les mènerai sur le terrain, « et nous verrons ! » Mais ils continuent à rester cachés, et lui disent tout ce qu'ils peuvent trouver de plus insultant pour son honneur et celui de ses amis.

Ce délire ne cesse d'empirer. Malgré un régime sévère et l'emploi de médicaments tels que le *fucus vesiculosus*, vanté contre l'obésité, l'embonpoint de M... augmentait, et avec lui la gêne de la respiration et la difficulté des mouvements. M... ne pouvait plus porter les aliments à sa bouche ; malgré des bains fréquents, il avait à tout instant de l'intertrigo aux fesses, aux cuisses, etc. : c'était pour lui l'effet des plaques d'insolation.

Au mois de janvier 1863, à la suite d'une écorchure au doigt, M... eut une lymphite extrêmement douloureuse qui envahit le bras droit : c'étaient encore des plaques de gaz qu'on lui avait lancées à la tête, mais qu'il avait pu parer et qui s'étaient arrêtées au bras.

Deux mois plus tard, herpès zona qui le fit cruellement souffrir. Il en donnait la même interprétation, et le délire ne fut que plus intense.

Enfin l'embonpoint devint tellement énorme que M... ne représentait plus qu'une informe masse de chair et de graisse, incapable de se mouvoir. Une congestion pulmonaire mit fin à ses souffrances : M... pesait au moment de sa mort 180 kilogrammes !

Observation 37.

Misère, chagrins, constitution chétive. — Folie sensoriale.
Délire de persécutions.

Entrée au mois de février 1873, P... est une femme petite, pâle, de complexion chétive; elle est âgée de 52 ans. Depuis l'âge de 5 ans, elle souffre de la tête. Elle est restée fille pour soigner sa mère, pour laquelle elle s'est imposé beaucoup de privations. Sa vie n'a été qu'une longue suite de chagrins et de souffrances qu'elle a ressentis d'autant plus vivement qu'elle appartient à une ancienne famille bourgeoise qui a joué un certain rôle dans sa ville natale, et que des vicissitudes diverses ont complétement ruinée.. P... était ouvrière de fabrique et gagnait péniblement sa vie. Les règles ont paru à l'âge de 13 ans, et disparu à l'âge de 50, mais la menstruation a toujours été irrégulière, douloureuse.

P... est triste, abattue, inquiète. Presque toutes les nuits on la magnétise; elle sent quelque chose qui lui serre le cou et la poitrine, et l'étouffe ; les nerfs de son cou se gonflent, ses oreilles tintent, et pour se soulager il faut qu'elle y mette de la pommade de limaçon et qu'elle se couvre la tête d'un châle.

Ces persécutions ont commencé depuis quelques semaines, et elle n'avait pas tardé à remarquer que les auteurs de cette *magie* étaient ses voisins; elle s'en était plainte à la police, et elle avait fini par les injurier et leur jeter des pierres dans les vitres. C'est alors qu'on la séquestra.

Ici elle est injuriée par ses persécuteurs, qu'elle ne voit pas. Par l'*électrique*, le *récalcitrant* et le *physique*, ils lui envoient sur le corps une *braise* brûlante qui est comme une espèce de vapeur de feu. Par le *glazon* on lui coupe la respiration; on lui serre les nerfs et l'estomac. On fait sur son lit comme une espèce de pluie, et elle entend crier : « Il faut la tuer ! »

C'est surtout la nuit que ses tourments sont le plus forts. Elle est obligée de se lever, elle crie, elle appelle au secours. « Si vous saviez, dit-elle, ce que je « souffre! Faites l'expérience, couchez-vous dans mon « lit, et si vous pouvez résister à ce qu'on vous fera, « punissez-moi! Mais si l'on vous brûle, si l'on vous « frappe, comme moi, vous vous lèverez aussi et vous « crierez! »

Observation 38.

Excès de toutes sortes. — Folie sensoriale; délire de persécutions. — Incohérence.

L..., né en 1826, s'est engagé dans les zouaves en 1846. Il a fait les campagnes d'Afrique, de Rome, de Crimée, d'Italie, mais sa conduite a toujours été détestable : il était porté à tous les excès.

En 1868, il fut condamné à huit mois de prison pour vente d'effets militaires ; en 1869, à deux ans pour désertion à l'intérieur ; enfin, en 1872, à trois ans de travaux publics pour le même motif. Il était détenu au pénitencier de Bône quand sa folie, devenue évidente, le fit transférer à l'asile de Marseille, d'où il fut évacué sur le nôtre (mai 1873).

L... est de taille moyenne, bien constitué, maigre et hâlé. Il porte une hernie inguinale à gauche, et, pendant qu'il était soldat, il a eu plusieurs affections du foie.

Le délire roule entièrement sur les persécutions que L... est obligé d'endurer ; on veut surtout lui ruiner sa *nature*. Une des nombreuses lettres de réclamations qu'il adresse aux autorités militaires en donne une physionomie exacte :

« Mon général,

« Je prends la liberté de vous écrire pour vous faire « savoir que je suis militaire de l'atelier n° 6 de Bône, « et que l'on s'est permis par un moyen physique dit « (*optique*) de me faire passer dans l'asile de..., « par suite de mauvais traitements, comme fou, en « nous traitant comme des cochons au point de faire « passer le président de l'État pour un inquisiteur « sur les hommes de *nature*, ainsi que les généraux. « Il y a dans cet asile des militaires depuis cinq ans « qui étaient maltraités comme des chiens. Plus il y a « une forme d'inquisition qu'on fait sur eux par le « moyen des « produits de chimie » : 1° le tirage de « sang par le fond ; 2° par la bouche et même les « oreilles, et décomposer les vivres par le moyen de « la perte, et cela a été fait sur moi. — Nous sommes « nourris à la jésuite, de manière à décomposer le sang « et le système des forces, plus par le moyen de phy- « sique à nous faire toucher, et moi au nom de Mlle G... « On nous travaille dans les aines pour nous faire

« sortir des hernies, plus on nous travaille la vue « toute la nuit par des acides, plus on nous fait as- « pirer des matières dans notre manger, et l'on nous « fait des étouffements par les moyens de faire re- « monter notre manger; plus on a cherché à nous « abîmer par le moyen de l'huile de cade, etc... »

Toute la sensibilité est lésée chez ce malade; cependant ce qui domine, ce sont les préoccupations génitales.

Observation 39.

Vagabondage, plusieurs condamnations. — Folie sensoriale. — Délire de persécutions. — Hypospadias; rétrécissement de l'urètre.

G..., âgé de 35 ans, ouvrier bijoutier, arrive en décembre 1872, de la maison d'arrêt du ..., où il faisait trois mois de prison pour menaces et injures. Déjà antérieurement il avait été condamné pour faits analogues, en 1871, à Paris, à un mois de prison; en 1872, à Orange, à trois mois. Il avait quitté Paris après le siége et vagabondait en France.

G... est petit, bien constitué; les cheveux et la barbe sont noirs, la figure est intelligente, mais G... a l'air sournois. Il est généralement silencieux, reste accroupi dans un coin de la cour, la tête recouverte de sa veste. Puis tout d'un coup, sans provocation aucune, il se jette à coups de pied et coups de poing sur un malade qui passe près de lui par hasard, et souvent le plus inoffensif. Il prétend que ce malade l'a injurié et que, du reste, il y a une vaste conspiration contre lui et qu'on ne lui laisse pas un moment de repos. « Je vois des gestes, des menaces, des influences, des

« malpropretés ; on me fait des voies de fait réelles ; « je souffre dans tout le corps, surtout depuis que je « suis ici. Je suis entouré d'immoralité ; la nuit on « m'altère la santé par des odeurs très-mauvaises ; je « suis excessivement fatigué, et cela ne provient que « des souffrances qu'on me fait endurer. »

G... est affecté d'un hypospadias congénital : le canal de l'urètre s'ouvre à 2 centimètres environ en arrière de l'extrêmité du gland ; la paroi inférieure du canal est mince et paraît réduite à la peau de la verge. En outre, par suite de blennorrhagies antérieures, il existe un rétrécissement de l'urètre, que j'ai essayé de soumettre à un traitement méthodique, mais l'indocilité du malade n'a pas permis de le continuer ; il y a eu cependant une amélioration marquée.

L'existence de cet hypospadias paraît avoir été pour G... une source de chagrins : « Celui qui m'a fait cela, « me dit-il un jour, mérite la mort ! J'ai déjà voulu « me suicider, car c'est une horreur de m'avoir ainsi « abîmé ! Ç'a été le chagrin de toute ma vie, la cause « de tous mes malheurs ! »

G... est un aliéné très-dangereux, parce que, sous l'influence des hallucinations et des illusions sensorielles, il se livre aux actes de violence les plus graves sur quiconque se trouve à sa portée.

Dans les observations qui précèdent j'ai essayé de montrer les formes diverses que revêtent, dans les différentes formes de la mélancolie, les troubles de la sensibilité générale. J'aurais pu multiplier les exemples : j'ai les mains pleines de faits tout aussi caractéristiques que ceux que j'ai cités. Mais j'en ai dit assez, je pense, pour donner une idée complète de cet ordre de phénomènes.

Il convient maintenant de faire pour l'état pathologique ce que j'ai fait pour l'état normal, physiologique, — d'examiner d'une manière générale comment l'altération morbide de la sensibilité générale agit sur nos idées.

IV.

DE L'INFLUENCE DES TROUBLES DE LA SENSIBILITÉ GÉNÉRALE SUR NOS IDÉES.

Dans l'état d'équilibre qui constitue la santé, les innombrables impressions viscérales qui forment l'ensemble de la sensibilité générale n'arrivent pas à la conscience. Nous ne nous sentons pas digérer, nous respirons, nous sécrétons, sans que rien nous avertisse du travail intime qui s'accomplit dans nos organes. Il en résulte que le sentiment de notre existence est continu, uniforme, toujours égal. Pour qu'il arrive à l'état de sensation distincte, il faut qu'il prenne une certaine intensité, et alors il se manifeste par un sentiment de bien-être ou de malaise.

Ce qui est vrai pour la sensation d'ensemble, la cœnesthésie, l'est également pour chaque sensation particulière.

On peut dire d'une manière générale que la passion fondamentale de la tristesse a pour objet l'idée d'une chose désagréable; celle de la joie, depuis la simple satisfaction jusqu'à la jubilation, a pour objet l'idée d'une chose agréable (Muller, II, p. 514).

Lors donc qu'il existe une impression périphérique désagréable, douloureuse, elle se traduit par un sentiment de souffrance, de malaise, de tristesse. Dans l'état habituel de la vie, cet état de souffrance n'est que passager, fugitif; il fait place plus ou moins rapidement à d'autres impressions, et l'équilibre ne tarde pas à se rétablir : « Le désagréable perd ses épines. » — « Sur les ailes du temps la tristesse s'envole ! »

Mais qu'au contraire l'impression périphérique désagréable persiste, qu'au lieu d'être passagère elle devienne permanente, l'état de tristesse qu'elle provoque deviendra lui-même permanent, il demeurera exclusivement, et la *mélancolie* sera déclarée.

Même résultat si l'impression périphérique douloureuse, quoique passagère, a déterminé dans le sensorium une atteinte tellement profonde que les sensations nouvelles ne puissent la faire disparaître.

La *mélancolie* est donc caractérisée essentiellement par l'existence morbide d'une émotion pénible *dépressive*, qui maintient le sujet dans un état de douleur morale (Griesinger, p. 248).

Ce qui ne veut pas dire que la mélancolie consiste nécessairement dans l'inaction et la faiblesse, dans la suppression des phénomènes psychiques et cérébraux. Tout porte à croire, au contraire, qu'il existe très-souvent une irritation vive du cerveau et une surexcitation des phénomènes psychiques ; mais le résultat général pour la disposition de l'esprit est un état de dépression et de douleur (*id.*, p. 249).

Krafft-Ebing (*die Melancholie*, 1874) considère la mélancolie comme une *névralgie psychique*, comme une névrose des centres de sensibilité de la couche corticale du cerveau, analogue à la névralgie des nerfs sensitifs cérébro-spinaux.

Telle que je comprends la mélancolie, c'est un état maladif, ce n'est pas la folie. Elle ne suppose pas en effet que le malade ait perdu la conscience de lui-même. On voit de par le monde une foule de gens d'une raison parfaite, habituellement tristes, moroses, taciturnes, pour qui tout est sujet de chagrins et de souffrances : ce ne sont pas des aliénés. D'autres, à la suite d'un profond chagrin, de la perte d'un être chéri, tombent dans une tritesse incurable, et le reste de leur vie se passe à pleurer l'objet de leur affection : ce sont des mélancoliques, ce ne sont pas des aliénés.

Un des hommes les plus éminents et les plus vénérés de la médecine contemporaine, mort récemment plus qu'octogénaire, vivait depuis de longues années dans une profonde retraite. La mort d'un fils unique l'avait frappé dans ses plus chères affections, et il avait renoncé à tout pour se vouer exclusivement au culte pieux de cette chère mémoire. Pendant les vingt dernières années de sa vie, ç'avait été sa seule pensée de tous les instants, et cependant jusqu'au dernier moment il avait conservé l'intégrité de sa forte intelligence.

Esquirol a rejeté le terme de *mélancolie*, parce que ce mot, créé par les anciens, implique une idée fausse, la mélancolie ne dépendant pas nécessairement d'une altération de la bile.

Cependant le mot est resté, et je crois qu'il n'y a nul inconvénient à le conserver, dans l'acception qui lui est donnée aujourd'hui. Je voudrais seulement qu'il fût bien entendu que la mélancolie simple n'est pas la folie, ce que, du reste, Lorry avait déjà fait remarquer, et ce qui est généralement admis aujourd'hui (Baillarger, notes de Griesinger ; Guislain, etc...). Les Allemands décrivent une *melancholia sine delirio*. Le terme de *lypémanie*, proposé par Esquirol, serait réservé pour la folie mélancolique, à moins qu'on ne préfère l'appeler *mélancolie avec délire* (Moreau de Tours).

La *mélancolie simple*, ou *sine delirio*, ne revêt pas toujours le même caractère : les idées douloureuses, provoquées par le trouble obscur des sentiments, peuvent rester concentrées dans la sphère purement intellectuelle ; c'est la mélancolie proprement dite, qui présente plusieurs variétés : *mélancolie religieuse*, — *érotique*, — *nostalgique*, etc.; ou bien elles se reflètent exclusivement sur les sensations *viscérales*, sur l'état de santé du sujet : c'est alors l'*hypochondrie*. Enfin, au point de vue des actes volontaires, la mélancolie entraîne ou un état d'inertie, de paresse, d'incapacité d'agir, qui peut aller jusqu'à la stupeur (*mélancolie passive*), ou, au contraire, elle se traduit par des explosions soudaines d'actes en quelque sorte instinctifs, irréfléchis, revêtant le caractère de véritables convulsions (*mélancolie active*, *agitans*).

On pourrait dire que dans la mélancolie simple l'exaltation douloureuse reste concentrée dans la sphère sensitive du cerveau ; qu'elle s'irradie sur le système ganglionnaire dans l'hypochondrie ; — sur le système spinal dans la mélancolie active et passive.

Quoi qu'il en soit, ces états élémentaires peuvent persister indéfiniment sans que le délire s'y joigne. C'est ce qu'observent surtout les médecins qui n'ont pas affaire à la clientèle spéciale de nos asiles. Quand le délire apparaît, quand la mélancolie se change en délire mélancolique, l'hypochondrie en délire hypochondriaque, ce n'est qu'en vertu de cette cause mystérieuse que nous sommes obligés d'invoquer à tout moment la *prédisposition*.

En résumé, toute impression périphérique douloureuse peut provoquer dans le cerveau l'état morbide qui se traduit par la mélancolie. Mais il y a sous ce rapport autant de variétés que d'individus. « Les « uns, dont on dit qu'ils ont l'âme sèche, le cœur dur, « sont peu accessibles à la joie, à la tristesse, aux dé- « sirs : l'impressionnabilité est réduite chez eux au « minimum. Les autres ont les qualités toutes con- « traires : la moindre émotion se traduit chez eux « par une joie ou une tristesse extrêmement vives. « Entre les deux, il existe toutes les variétés imagi- « nables. » (Muller, II, p. 522.)

Mais, quelle que soit l'impressionnabilité de l'individu, du moment que le sensorium est atteint, tout se transforme en perception douloureuse. La douleur morale, comme la douleur physique, apparaît en première ligne dans la conscience, et ne laisse plus subsister à côté d'elle d'autres sentiments (Griesinger, § 21).

Outre les variétés individuelles, tenant à la constitution de l'individu, il en est d'autres qui dépendent du siége et de la nature de la douleur. Une douleur qui siége dans l'appareil digestif ou dans l'appareil génito-urinaire, exerce une action beaucoup plus intense que celle qui a son siége dans d'autres organes. On peut remarquer, par exemple, « que les organes « chargés des transformations chimiques de la matière « agissent de deux manières sur l'âme, d'abord en « modifiant les états des organes centraux, au moyen « des nerfs qui les unissent à ces appareils, puis en « changeant la constitution du sang. De là vient que « les viscères du bas-ventre se distinguent de tous les

« autres par l'influence durable que leurs maladies « chroniques exercent sur les dispositions morales. » (Muller, II, p. 533.)

Il serait assurément très-intéressant de savoir quels sont les états moraux qui correspondent aux différentes impressions viscérales ; on y trouverait la base d'une classification des différentes formes de la mélancolie, autrement sérieuse que la classification symptomatique actuelle. Mais cette question, que Cabanis s'était déjà posée, est encore entourée de trop d'obscurités pour que j'essaye de l'aborder.

La nature même de la douleur exerce encore une grande influence. « La simple obstruction de l'intestin « fait sur le bonheur un effet plus déprimant que « certaines maladies organiques des mêmes organes. « Les poumons arrivent souvent au terme de leur « destruction avant d'affecter la gaieté du malade, « tandis que l'homme le mieux portant est en proie à « l'angoisse la plus cruelle par l'effet d'une suffoca- « tion partielle. » (Bain, p. 249.)

Voltaire a dit que la constipation influe d'une manière fâcheuse sur les déterminations des grands.

Enfin certaines sensations ne sont pas douloureuses par elles-mêmes, mais uniquement par l'idée morale que le malade y attache. Telles sont les sensations génitales, qui, le plus souvent ne s'accompagnent d'aucune douleur, et cependant occasionnent les émotions les plus vives : soit que le malade se désole d'être entraîné à des actes contraires à ses vœux de chasteté (obs. 27); soit que jeune fille ou femme mariée, elle gémisse d'avoir à subir les attentats les plus odieux (obs. 1, 28, 29) ; ou bien qu'il s'agisse seulement de la perte des attributs de la virilité (obs. 8, 39).

Mais de toute façon la douleur qui provoque la mélancolie est surtout une douleur peu intense, continue, longtemps prolongée. Une douleur vive, aiguë, provoque plutôt un accès de manie. J'ai vu chez un épileptique et chez un lypémaniaque halluciné de violents accès d'agitation maniaque être causés par une rage de dents, et ne céder qu'après l'avulsion de la dent malade.

Les circonstances dans lesquelles se trouvent le mieux réalisées les conditions de douleur peu intense, continue, prolongée, ce sont évidemment les *maladies chroniques*. Aussi les maladies chroniques sont-elles considérées comme une cause fréquente de la mélancolie, et l'école somatique allemande en a même singulièrement exagéré l'importance, puisqu'elle a prétendu que toute folie avait son origine dans une maladie viscérale (*Folie sympathique*, Loiseau, Azam, etc.).

A tout prendre, l'action des maladies chroniques est complexe. Non-seulement il y a une lésion organique, périphérique, permanente, une épine, qui maintient l'organisme dans un état de souffrance, de trouble continu, qui se reflète incessamment sur le cerveau et y entretient un état habituel de trouble et de dépression, mais encore la maladie chronique entraîne des troubles de la circulation, de la nutrition, une altération profonde du sang, dont le cerveau subit également le contre-coup. Est-ce le trouble de la circulation, est-ce l'altération du sang qui produit en dernière analyse le trouble psychique ? Cette hypothèse peut se soutenir.

Elle soulève cependant les plus graves objections. Pourquoi, en effet, ne voit-on pas le trouble psychique augmenter d'intensité à mesure que l'altération du sang devient plus profonde, les troubles circulatoires plus marqués? Pourquoi la phthisie au début s'accompagne-t-elle presque toujours de tristesse, d'abattement, tandis qu'arrivé à la dernière période de sa cruelle maladie, alors que le poumon est entièrement désorganisé, le phthisique conserve une sérénité et une confiance sans bornes? Pourquoi la simple constipation rend-elle l'humeur morose, tandis que le cancer de l'intestin peut ne pas affecter le sensorium aussi douloureusement? Pourquoi enfin une simple palpitation nerveuse détermine-t-elle un état d'anxiété qu'on ne remarque pas au même degré dans les lésions les plus graves du centre circulatoire?

Il me parait bien plus naturel de rechercher la clef de ces anomalies dans la manière différente dont se comporte la sensibilité générale. Tant que l'impression périphérique douloureuse est perçue, elle se traduit par un sentiment de tristesse. Si cela n'arrive pas à la fin d'une longue maladie, c'est que le malade est épuisé, l'organisme profondément détérioré, et le sensorium ne peut plus réagir normalement. Mais d'une manière générale on peut dire que les maladies chroniques ne déterminent la mélancolie que parce qu'elles s'accompagnent d'un trouble périphérique permanent qui réagit douloureusement sur le sensorium.

V.

DU DÉLIRE MÉLANCOLIQUE (Lypémanie)

La mélancolie, telle que je viens de la décrire, est une émotion pathologique, une tristesse habituelle, rien de plus.

Elle n'affaiblit point sensiblement les conceptions; elle n'est pas une situation où le malade présente des anomalies notables dans les actes.

Mais elle peut constituer la phase incubatoire d'un état ascensionnel plus grave (Guislain, I, p. 112).

Elle peut, en un mot, se transformer en délire mélancolique.

Comment cette transformation s'opère-t-elle?

Évidemment par une extension de la maladie. Bornée, dans la mélancolie, à la partie du cerveau qui correspond à la sensibilité morale, où aboutissent les mille irradiations de la sensibilité générale, l'irritation morbide gagne, dans le délire mélancolique, la sphère de l'intelligence proprement dite.

Mais cette extension du mal n'est pas nécessaire, fatale. Les troubles sensoriels qui produisent la mélancolie, l'hypochondrie, peuvent persister indéfiniment sans que l'intelligence soit atteinte.

« Aussi longtemps que l'individu apprécie, à point « nommé, le cas qu'il doit faire des hallucinations et « des fausses sensations dont il est assiégé, il est ma- « lade sans être aliéné. L'halluciné, le malade qu'ob-

« sède une idée fausse, ne doivent plus compter que « parmi les aliénés du moment où ils font servir, le « premier ses hallucinations, le second son idée fixe, « à asseoir une série de faux jugements et de faux rai- « sonnements. » (Calmeil, I, p. 34.)

« Les *erreurs des sens*, dit Erlenmeyer (*Symptômes « et traitement de l'aliénation mentale au début*, trad de « Smeth, 1868, p. 67), peuvent durer des années sans « que l'intelligence soit troublée, car le malade les « apprécie et les rejette; mais quand il est convaincu « que ces erreurs des sens ont une base réelle et ob- « jective, et qu'elles sont produites par des influences « extérieures positives, il faut admettre que le trouble « de l'intelligence est déclaré. »

Ce serait d'ailleurs une grande erreur que de supposer que le délire mélancolique n'est que le degré le plus élevé de la mélancolie. Ni le plus ou moins d'intensité ou de durée, ni la nature, ni la généralisation des troubles sensoriels, ne peuvent expliquer l'extension de la maladie.

Le délire mélancolique est un état tout nouveau; il tient à une lésion nouvelle des centres nerveux, et il ne survient pas sans une prédisposition spéciale. Cela est si vrai qu'il suffit, chez un malade prédisposé, d'une cause légère, insignifiante, pour provoquer le délire, tandis que des troubles très-graves, très-prolongés, peuvent laisser l'intelligence intacte. Chez presque tous mes malades il y avait des antécédants héréditaires évidents.

En général, la transformation de la mélancolie en délire mélancolique est lente, progressive; il faut parfois des années pour que l'évolution soit complète.

La pathogénèse du délire est beaucoup plus complexe que celle de la mélancolie simple. Il suffit d'une impression périphérique douloureuse pour déterminer un état de tristesse habituelle. Mais quand cet état de tristesse est produit, il y a, outre la lésion de la sensibilité, dont l'action se prolonge, les idées tristes qui en sont le résultat, et qui réagissent à leur tour sur le moral et sur l'intelligence. Enfin il faut tenir grandement compte des troubles des sens spéciaux, et notamment des hallucinations de l'ouïe, dont l'importance est souvent prépondérante. De là un enchevêtrement d'influences, dans lesquelles il est presque impossible de démêler ce qui appartient à la périphérie et ce qui revient à l'organe central.

Seulement, comme, en définitive, les idées dominantes restent les idées tristes produites par les troubles sensoriels, on comprend que ce soient ces idées qui alimentent le délire, qui lui donnent sa physionomie.

Le malade, sous l'influence de ses souffrances, est devenu triste, taciturne; il néglige ses affaires, abandonne sa famille, ses amis; il recherche la solitude; il se sent inquiet, tourmenté; un rien l'effraye.

Qui de nous, isolé au milieu de la nuit, ne s'est senti envahi par un malaise secret, inexplicable? La chute d'une feuille, le gémissement du vent, le bruit des pas lointains d'un passant, nous font tressaillir! Et si nous sommes malades, si nous avons l'âme préoccupée d'un souci, d'un chagrin, combien tous ces phénomènes retentissent plus douloureusement dans notre être!

Eh bien! c'est dans cet état de terreur, d'anxiété,

que le mélancolique vit constamment. Et comme son sensorium est dans un état permanent de surexcitation maladive, toute impression extérieure, si légère, si insignifiante qu'elle soit, l'affecte péniblement, redouble ses craintes et ses alarmes.

Cependant il apprécie encore les objets extérieurs dans leur réalité objective ; il sait que ce qui l'entoure n'a pas varié, mais il sent qu'un profond changement s'est opéré en lui : il s'en étonne, s'en afflige. Les malades instruits et intelligents se rendent compte de ce changement : « Il me semble, disent-ils, que « tout ce qui est autour de moi est comme jadis, et « cependant il doit s'être fait quelque changement. » (Griesinger, p. 265.)

Plus tard ce n'est plus seulement le *moi* qui est troublé ; le monde extérieur paraît lui-même changé : « J'entends, je vois, je touche, disent plusieurs lypémaniaques, mais je ne suis pas comme autrefois ; « les objets ne viennent pas à moi, ils ne s'identifient « pas avec mon être ; un nuage épais, un voile change « la teinte et l'aspect des corps. Les corps les mieux « polis me paraissent hérissés d'aspérités, etc. » (Esquirol, I, p. 205.)

C'est alors une période de doute infiniment cruelle. La physionomie exprime l'effarement : « Où suis-je?... « Que me veut-on? Que faire? Mais pourquoi? etc... » Toutes ces questions viennent sans cesse sur les lèvres du patient et trahissent ses angoisses.

Encore un pas, et la confusion entre les phénomènes objectifs et les phénomènes subjectifs est complète. Le malade, plongé dans un véritable état de rêve, incapable d'apprécier les choses comme elles sont, en vient à croire à la réalité objective de ses sensations modifiées subjectivement (Griesinger).

A ce moment la folie est déclarée. Mais alors le malade ne doute plus, *il sait*. Il sait qu'on veut le tuer, qu'il est voué à une mort ignominieuse ; il sait et il sent qu'on l'empoisonne, qu'on l'électrise, qu'on le magnétise ; il décrit les machines avec lesquelles on le torture : toutes ses chimères sont devenues des réalités.

La nature même des idées délirantes varie à l'infini et dépend à la fois des idées habituelles du malade, du milieu dans lequel il a vécu, de son degré d'instruction, de sa puissance d'imagination. Souvent c'est une circonstance toute fortuite, un lointain souvenir du passé, qui donne l'idée dominante.

Leuret demandait à une dame fort intelligente et fort instruite, atteinte de démonomanie, comment lui étaient venues les idées de damnation et de diables ; elle répondit qu'à l'âge de 14 ans, elle avait été effrayée de l'arrivée subite, dans un salon où elle se trouvait, d'un homme habillé en diable, et que depuis elle en avait toujours eu peur et y avait souvent pensé; que dans la province, et surtout dans la campagne qu'elle habitait, il n'est pas rare que l'on jette des sorts et que l'on voie des revenants. Elle n'ajoutait, bien portante, aucune croyance à ce que les paysans disaient là-dessus; mais devenue malade, éprouvant des phénomènes si nombreux et si extraordinaires, l'idée du diable s'était présentée à son esprit, s'en était emparée, et l'avait maîtrisée (Leuret, *loc. cit.*, p. 421).

Un théomane me racontait qu'il avait eu la révélation de sa divinité de la façon suivante : il se rendait à X... quand, arrivé aux portes de la ville, il rencontra un régiment de soldats qui allaient à la manœuvre ; un peu plus loin, le grand séminaire, qui faisait sa promenade habituelle. Évidemment, me dit-il, ces soldats et ces prêtres étaient là pour quelque chose : on savait mon arrivée, et ils venaient à ma rencontre. L'aurait-on fait pour un autre?

Mais ce sont les modifications de la sensibilité générale qui sont le point de départ des conceptions délirantes les plus variées, les plus nombreuses.

L'anesthésie fait croire à l'aliéné que son corps est mort, ou qu'il est en carton, ou en pierre, ou en verre ; si elle n'est que partielle, il se figure qu'on lui a coupé ou qu'on lui a changé un bras, ou une jambe, ou le nez, ou la tête. C'est par suite d'une anesthésie interne qu'il croit qu'il n'a plus d'estomac, plus de bouche, plus de langue ; c'est encore l'anesthésie qui lui fait supposer qu'il a été changé en un animal quelconque.

Au moyen âge, l'anesthésie était la marque de Satan.

L'anesthésie génitale donne l'idée au malade qu'il a changé de sexe. Les marchands scythes, que des intérêts commerciaux obligeaient à faire à cheval des courses longues et réitérées, et qui ignoraient l'usage des étriers, tombaient dans l'impuissance et se persuadaient qu'ils étaient changés en femmes (Calmeil, II, p. 228).

Dans un tout autre ordre d'idées, l'anesthésie peut inspirer aux mélancoliques, et surtout à ceux affectés de délire religieux, des idées de grandeur, de toute-puissance. Les fanatiques des Cévennes, qui couraient sans armes, en chantant des cantiques, au-devant des troupes royales, étaient insensibles à la douleur : Dieu avait fait le miracle de les rendres invulnérables !

L'hypéresthésie non douloureuse paraît également de nature à inspirer des idées de force, de puissance : elle est rare chez les mélancoliques, j'en ai déjà fait la remarque.

L'hypéresthésie douloureuse ne se traduit, au contraire, que par des idées de souffrance. L'un se sentira empoisonné, brûlé, tenaillé, atteint de lésions graves, incurables ; l'autre aura la conviction qu'il a un serpent dans l'estomac, un ver sous le crâne, un loup dans le ventre, etc.

L'hypéresthésie tactile donne à l'aliéné la conviction qu'on l'électrise, qu'on le magnétise (obs, 35), qu'on lui lance des plaques d'insolation (obs. 36), de l'optique (obs. 38), des cigarettes spiritiques (obs. 28), des fils chauffés (obs. 17, 19), etc.

Les illusions et les hallucinations déterminent des idées en rapport avec leurs formes spéciales ; j'ai déjà fait la remarque que beaucoup d'entre elles ne sont douloureuses qu'à cause de l'idée morale que le malade y rattache.

Tous ces phénomènes morbides de la sensibilité frappent surtout ceux qui les éprouvent par leur étrangeté ; ils s'éloignent tellement de ce qu'ils sont habitués à sentir que, pour expliquer leurs sensations nouvelles, ils inventent des mots nouveaux : insoleurs, sondeur, érémoïdes, invisibles, étriquage, etc...

Il est des malades qui ont la patience d'inscrire, heure par heure, jour par jour, ce qu'ils éprouvent. Berbiguier a rempli trois volumes du récit de ses extravagances. Chez eux, on peut suivre la filiation du délire et voir comment, pièce par pièce, s'est construit l'échafaudage de leurs conceptions actuelles. Ces dossiers sont extrêmement intéressants et instructifs.

Observation 40.

Hérédité double. — Scrofules. — Folie sensoriale. Délire de persécutions.

Désiré L... est né en 1833. C'est un homme de petite taille, à cheveux et barbe noirs. Il porte au cou de profondes cicatrices de scrofules, et il boite fortement par suite d'une fracture de cuisse qu'il a eue étant enfant et qui a mal guéri. L'enfance de L... a été pénible, souffreteuse. Jusqu'à l'âge de 15 ans, il a suivi les classes d'un collége; à cet âge il fut mis en apprentissage chez un horloger. En 1851, L... se trouva impliqué par hasard dans un complot : son patron faisait partie d'une société secrète, et L..., par curiosité, suivit son maître et se fit arrêter avec lui : on le déporta en Afrique, d'où il ne revint, qu'au bout d'un an.

Il fut placé alors chez un autre horloger; mais déjà s'accentuaient ses préoccupations maladives, et il ne paraît pas qu'il fit grands progrès. Quelques années se passèrent; L... perdit alors un oncle dont il croyait devoir hériter. A l'occasion de cet héritage, il soutint plusieurs procès, qu'il perdit, mais qui le préoccupèrent singulièrement; car le délire a fini par se concentrer sur les incidents relatifs aux procès, et ses persécuteurs actuels ne sont autres que les gens contre lesquels il a plaidé et les juges qui l'ont condamné.

L... souffre d'une double prédisposition héréditaire : il y a des aliénés dans sa famille, tant du côté paternel que du côté maternel.

Au moment de l'entrée à l'asile, juillet 1861, la folie de ce malade remonte à plusieurs années. Depuis 1858, L... a consigné chaque jour ce qui lui est arrivé, ce qu'il a pensé, ce qu'il a senti, ce qu'il a fait. Rédigée avec une prolixité intarissable, avec un luxe de détails inouï, cette autobiographie remplit plusieurs mains de papier, d'une écriture fine et serrée. Aujourd'hui encore L... continuerait à tenir ce journal si on lui donnait le papier nécessaire. Il est vrai que ses idées n'ont plus la cohérence, l'enchaînement des premiers temps; tout commence à être confus, le passé et le présent. Il y a de vagues idées de grandeur : l'héritage dont il a été frustré monterait aujourd'hui, avec les intérêts, à plus de 1.500 milliards! Mais le fond du délire est resté le même : la famille B... continue à le soumettre aux fluides électriques et magnétiques, et à le faire souffrir. Quand, par hasard, il lui arrive quelque sensation agréable, c'est que les B... se sont trompés de fil.

Voici quelques extraits d'un volumineux cahier intitulé :

« Mémoires de chaque jour, inscrivant ce que je « vois, entends, ce qui me survient, piéges ou com- « bats, discussions, maladies, en un mot, mémoires « de ma conduite. »

« 1° Maladies. Toutes les maladies que j'ai eu à

« supporter, j'ai reconnu qu'elles n'étaient pas naturelles, et qu'elles étaient produites par l'effet de « quelque chose que je ne puis vous dépeindre.

« Tout ce que je puis vous dire, c'est que je me « sentais parfois atteint comme un coup de foudre, « et surtout en des circonstances où j'aurais eu besoin « de la plénitude de mon esprit.

« A partir de mon enfance jusqu'à présent j'en ai « supporté, mais elles n'étaient pas si fortes.

« Elles obstruaient cependant mon intelligence et « me faisaient éprouver un malaise général.

« Elles se faisaient sentir parfois sur une seule partie du corps, telle que les reins, — lassitude et hébétude.

« Douleur à partir de la jointure de la hanche, « jambe droite, se prolongeant vers le genou.

« Gourmes ou écrouelles qui m'ont laissé une cicatrice assez profonde, — maux de gorge, — rhumes « ou catarrhes, à partir de l'automne jusqu'à la fin de « mars. »

Cette énumération continue pendant plusieurs pages; enfin il se dit :

« Quoi penser sur tant d'accidents, de misères et « de souffrances, et de malheurs, desquels je vous parlerai ci-dessous, et qui sont tout autant de mystères « faciles à découvrir, si la justice me prêtait son « appui ?

« Que ce ne pouvait être qu'un ignoble persécuteur « qui tendrait à m'arrêter sur tous les points, afin que « je ne puisse avoir dans ce monde la moindre position sociale...

« Pourrai-je croire et dire que c'est un Dieu infini-

« ment juste et bon celui qui me poursuit de la sorte?

« Je ne puis répondre à cette demande que lorsque « j'aurai fait un mûr examen sur moi-même.

« Et je dis : Est-ce qu'aux yeux d'un Dieu je ne « serais pas coupable?

« Oui, je le suis, mais comment?

« En ayant commis des fautes qui nous sont com- « munes à tous? Et suis persuadé que si c'était à cause « de ces fautes qu'il me poursuivrait, il y en aurait « bien peu sur la terre qui n'eussent à essuyer les effets « d'une vengeance si terrible.

« Mais non! disons mieux. Ne remontons pas jus- « qu'à la Divinité suprême, — parce que j'ai eu le « temps de m'en assurer, mais plutôt à la vengeance « d'un homme injuste qui s'attribue ce pouvoir en « agissant et torturant les esprits par des moyens secrets.

« Il s'agit de savoir s'il peut exister des moyens se- « crets pour torturer l'homme.

« J'ai lu d'abord dans l'histoire profane que les « dieux, ou dieux secondaires, avaient le pouvoir de lire « dans les cœurs tout ce qui s'y passait.

« Je l'ai éprouvé moi-même et j'en ai reconnu la « véracité.

« Il en est qui versent leurs présents sans relâche « jour et nuit. Quelquefois leurs bienfaits viennent « nous chercher, quelquefois ils sont accordés à nos « prières. J'en suis convaincu parce que je l'ai éprouvé.

« Mais n'y aurait-il pas aussi des mortels qui, ayant « certaine connaissance de la magie, chimie et phy- « sique, et en usant à l'égard de ceux qu'ils veulent « torturer et faire périr insensiblement, pour cer- « taines causes qui les intéressent?

« Tout me porte à le croire, et c'est ce que je vais « essayer de vous dépeindre, etc. »

Tout cela est assez caractéristique et se passe de commentaires. Veut-on, pour compléter cette observation, avoir une idée de la manière dont L... se scrute, s'observe? Voici, prise au hasard, une note que j'extrais de ses mémoires :

« Samedi 5 mars. De onze heures à midi il m'est « survenu, en étant dans la ville, un mal sur les « épaules, dont je suis été délivré, insensiblement en « arrivant au moulin, par une bonne odeur qui m'est « survenue. — Repris dans cette chambre par celle « dont je vous ai déjà parlé dans la note où se trou- « vent les demandes en interdiction ou pour conseil « judiciaire, obstruction dans le cerveau. Petits points « ou picotements sur l'épaule gauche, passagers, — « continuation du trouble dans le cerveau, — odeur « de temps à autre forte (parties génitales), passion « ou inflammation qui porte à la titillation, calmée « par une fraîcheur survenue au prépuce, et qui fa- « cilite au liquide du sperme, c'est-à-dire qui le porte « jusqu'à l'embouchure de la voie animale. — Quatre « heures et demie à cinq heures du soir. Point assez « violent, survenu en pleine poitrine au moment où « je parlais avec Ferdinand, gendre à ma marâtre; « descendant ensuite à la Grande-Rue, j'ai éprouvé, « à l'aspect d'une femme enceinte, un point assez « violent du côté du cœur, etc. »

L'observation suivante offre également un grand intérêt au point de vue de la filiation du délire, exposée par le malade lui-même.

Observation 41.

Misère, privations. — Hallucinations de l'ouïe. — Délire de persécutions. — Tentative de suicide.

K..., réfugié polonais, né à Varsovie en 1814, après avoir habité plusieurs villes, s'était fixé en 1849 dans une petite localité du Midi, où il exerçait le métier d'horloger. Il y gagnait péniblement sa vie. Seul protestant au milieu d'une population catholique, il vivait isolé et avait à lutter contre la misère. Obligé de faire lui-même son ménage, il restait quelquefois jusqu'à deux ou trois heures après-midi sans avoir rien mangé.

K... a eu plusieurs maladies graves : une fièvre typhoïde (?), un ictère, en 1854 la suette miliaire. Il se livrait à l'onanisme. A partir de 1855 il souffre de maux de tête et d'éblouissements ; plus tard il a des insomnies, des troubles de la digestion ; ce n'est cependant que vers le printemps de 1857 qu'il commence à éprouver des hallucinations.

K... est un homme de haute taille, d'un tempérament lymphatique ; il porte un goître volumineux. A l'époque où je l'ai connu, il était à l'asile depuis une quinzaine d'années ; son délire de persécutions avait gardé les mêmes caractères, mais l'intelligence était considérablement affaiblie.

L'histoire de ce malade se trouve dans son dossier, rempli de pétitions aux magistrats, au préfet, à Napoléon III, au czar, etc., et dans une volumineuse autobiographie écrite au moment de son entrée (1857).

Tout d'abord K... s'aperçut qu'on lui en voulait

parce qu'il était protestant, et qu'on cherchait à le convertir. Lors d'un jubilé qui fut prêché par les Pères jésuites, dans la commune qu'il habitait, ces persécutions devinrent beaucoup plus actives : on prêcha contre lui dans l'église, on prétendit qu'il voulait tuer le pape : « Toutes les dévotes, dit-il, vociféraient contre « moi ; cela se faisait par le moyen des somnambules, « car dès que je sortais, ils se taisaient. »

Il alla se plaindre au commissaire de police, qui le renvoya chez lui. Alors il se mit à réfléchir à tout cela, et il se sentit parcourir, soit dans les jambes, soit dans les bras, par un *bouillonnement de sang*, et en même temps dans la poitrine, une douleur assez vive. N'osant se coucher, K... passe la nuit dans son magasin : il entend frapper plusieurs coups au dehors. Sorti avec précaution, il voit deux prêtres qui sortent à minuit de chez le sacristain : au même instant « il sentit une « commotion électrique comme d'une batterie mue « par galvanisme, et en même temps il entendit des « voix distinctes qui disaient ce qu'il avait fait il y a « déjà longtemps, et les pensées qu'il avait dans le « moment même. Il se sentit parcourir par un *fluide* « *froid*. »

A cette époque, K... se procura un pistolet pour se défendre en cas d'attaque : le commissaire de police vint le saisir chez lui.

De plus en plus tourmenté, croyant qu'on lui empoisonnait ses vivres, K... veut aller dans une ville voisine; il emporte une chaîne d'or pour la vendre. Mais voilà qu'en allant à la gare, les gens qu'il rencontre le regardent et se disent entre eux : « Tiens! il « va à.... pour vendre une chaîne d'or ! » « C'était vrai,

« mais comment le savaient-ils ? » Cette circonstance effraya tellement le malade, qu'il rebroussa chemin et rentra chez lui en réfléchissant profondément. « Cela « me surprit, dit-il. Comment pouvait-on savoir ces « choses ? Je me dis : Autrefois l'inquisition se servait « de personnages pour poursuivre ses victimes ; au- « jourd'hui on se sert de moyens surnaturels : galva- « nisme et électricité. »

Enfin il n'y peut tenir et il part pour Marseille. Mais les personnes avec lesquelles il voyage en chemin de fer, et qu'il voit pour la première fois, sont au courant de son histoire ; elles savent ce qu'il fait, ce qu'il pense. Il entend qu'elles parlent de lui ; elles disent : « Le malheureux ! il va à Marseille ! il emporte « 30 francs d'argent et 60 francs d'or, etc. » Et tout cela était vrai !

Ce fut bien pis à Marseille : il y rencontra dans les rues de gros rats noirs. Dans sa chambre, pendant la nuit, on fait rouler les chaises, et *toujours la commotion de cette infernale batterie électro-magnétique*. On faisait passer derrière le mur comme un singe qui montait et descendait à deux pattes (soi-disant le démon). « Voyant cela, le désespoir me prit et je me « dis : Puisque depuis deux mois on me fait toujours « le même travail, *il* désire avoir ma vie. Eh bien ! « je la leur donne, mais de ma main. Ayant une petite « quantité d'arsenic métallique, je la prendrai dans le « courant de la journée ; je crus que cette menace le « ferait cesser ; mais, au contraire, on me dit que je « suis un poltron. Alors, pour finir, je délaye dans un « demi-verre d'eau sucrée et j'avale d'un trait. »

Cette tentative d'empoisonnement n'eut pas de suites

fâcheuses, mais l'autorité, voyant à qui elle avait affaire, fit placer notre homme à l'asile de Marseille, d'où il fut plus tard transféré ici.

A Marseille on lui faisait sentir des odeurs fétides, des odeurs de bougie et de sapin. Pendant huit jours on ne le laissa pas dormir une heure : malaise. tête et poitrine bouillantes : « Je déchirai l'Évangile selon « saint Jean et le mis sur ma poitrine. » — En chemin de fer il eut des visions : le Christ lui apparut et le confessa. Dans d'autres moments on l'appelait chien, cochon, et aussitôt il voyait apparaître ces animaux.

« Ici c'est une autre espèce de *dramaturgie :* on im« pose de la même manière des interrogations, ressou« venirs du passé ; on me fait ressentir une douleur « dans le creux de l'estomac ; on me fait brûler les « jambes comme si j'avais reçu brûlure par acide « sulfurique ou autre, ou par ébullition de l'eau « chaude, etc. »

Dans ces deux observations, si curieuses, si instructives, ce sont les troubles de la sensibilité générale qui ont la part la plus grande dans la genèse du délire.

Il en est de même chez beaucoup des malades dont j'ai rapporté l'histoire ; chez d'autres ces troubles n'ont apparu que comme simples épiphénomènes.

Si, dans le premier cas, leur action a été tellement considérable que le délire, peut à bon droit, être appelé délire *sensorial*, perceptif (Lélut, Michéa), on ne saurait dans le second, leur attribuer qu'un rôle accessoire. épisodique, quoique, dans tous les cas, le trouble sensorial provoque des idées délirantes spéciales, en rapport avec lui.

Il ne faut jamais perdre de vue que dans la lypémanie il y a deux éléments constants :

1° La *mélancolie*, c'est-à-dire l'état de tristesse, de dépression de la sensibilité morale ;

2° Le *délire*, c'est-à-dire cet état particulier de l'intelligence qui fait que le malade n'est plus apte à discerner le vrai du faux, le réel de l'imaginaire, les phénomènes objectifs des phénomènes subjectifs, — et qui est la condition *sine qua non* de toute folie, quelle qu'elle soit.

Mais ce délire varie dans sa forme extérieure ; il a dans chaque cas particulier une *note dominante*, et c'est d'après cette note que l'on peut établir les différentes variétés de la lypémanie.

Les uns n'ont que des idées d'humilité, de damnation, de ruine, de suicide. D'autres sont entièrement dominés par des illusions, des hallucinations : une jeune fille qui a assisté à une exécution capitale voit sans cesse devant elle une tête coupée, grimaçante ; — un militaire entend crier à son oreille : Lâche ! lâche ! — G... prétend qu'on lui soutire ses forces au moyen d'une machine électrique qu'on lui a placée dans le ventre.

X... reste immobile dans un coin, pareil à une statue, dans un état de stupeur profonde ; — un autre est en proie à une agitation incoercible, furibonde, sans but.

Tous ces malades sont des lypémaniaques. Mais combien ils diffèrent d'aspect ! C'est que c'est l'une ou l'autre des trois grandes fonctions de l'entendement : sensibilité, intelligence, volonté, qui est plus spécialement atteinte et alimente exclusivement le délire.

De là trois types fondamentaux que je propose de prendre pour base de la classification des différentes formes de la lypémanie : ces types m'ont déjà servi à établir les variétés de la mélancolie simple.

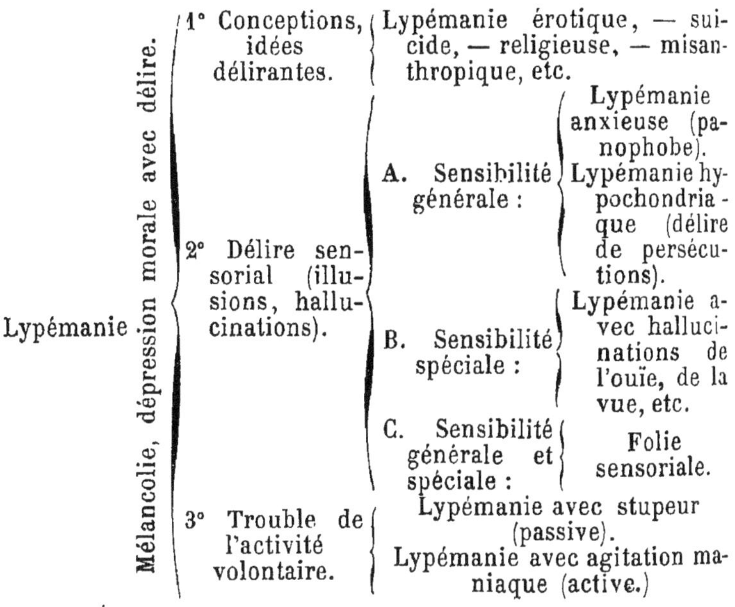

Lypémanie. Mélancolie, dépression morale avec délire.	1° Conceptions, idées délirantes.	Lypémanie érotique, — suicide, — religieuse, — misanthropique, etc.		
	2° Délire sensorial (illusions, hallucinations).	A. Sensibilité générale :	Lypémanie anxieuse (panophobe). Lypémanie hypochondriaque (délire de persécutions).	
		B. Sensibilité spéciale :	Lypémanie avec hallucinations de l'ouïe, de la vue, etc.	
		C. Sensibilité générale et spéciale :	Folie sensoriale.	
	3° Trouble de l'activité volontaire.	Lypémanie avec stupeur (passive). Lypémanie avec agitation maniaque (active.)		

Toutes les formes qui ont été décrites peuvent rentrer dans ces trois catégories.

Il est bien entendu d'ailleurs que dans aucune d'elles les symptômes ne sont bornés exclusivement à l'intelligence, ou à la sensibilité, ou à la volonté. Ce n'est que la prédominance d'un groupe de symptômes qui permet d'établir une distinction. Il y a mieux : certaines lypémanies peuvent alternativement être passives ou actives, — intellectuelles ou sensoriales ; — et enfin il en est qu'il est très-difficile de classer dans une catégorie plutôt que dans une autre. Telle est, par exemple, la démonomanie, qui est une variété de la lypémanie religieuse et qui, d'un autre côté, s'accompagne de troubles sensoriaux tellement nombreux qu'elle mériterait d'être considérée comme une folie sensoriale.

J'ai dit plus haut quelles sont, d'une manière générale, les idées que peuvent éveiller les altérations de la sensibilité générale. Il me reste à étudier de plus près les formes de lypémanie dans lesquelles le délire est exclusivement alimenté par ces troubles.

Lypémanie anxieuse (*panophobe*).

Le caractère principal de cette forme de lypémanie est l'*anxiété précordiale*, ce sentiment de peur, d'angoisse, éprouvé dans la région précordiale, avec sensation de gêne, d'oppression, de constriction à l'épigastre.

Tous nous avons ressenti ce sentiment si pénible : un danger imminent, l'incertitude de la réussite d'un projet, l'attente d'un événement important qui doit décider de notre sort, — suffisent à le provoquer chez l'homme le mieux portant. On le rencontre également dans certaines névroses, telles que l'hydrophobie, l'épilepsie, l'hystérie ; — dans l'angine de poitrine, la cardialgie, l'entéralgie ; — dans l'empoisonnement par la nicotine.

Chez certains lypémaniaques ce sentiment est continuel, et nous pouvons juger de l'état d'inexprimable souffrance qui torture ces malades. Leur physionomie effarée trahit l'angoisse ; ils ont peur de tout (de là le nom de lypémanie *panophobe*). A chaque instant ils ont des tressaillements convulsifs, ils se lamentent, ils gémissent ; leurs terreurs peuvent les porter au plus violent désespoir. Chez les uns, le sentiment de peur est vague, indéterminé : « J'ai peur, disent-ils. De « quoi ? je n'en sais rien ! mais j'ai peur ! » — D'autres fois ce sentiment se concrète : c'est la peur de la guillotine ou d'un autre genre de mort ignominieuse.

Chose étrange, on en voit qui craignent la mort et qui, obsédés par cette crainte, en arrivent, par une singulière aberration, à se tuer eux-mêmes, afin de mettre un terme à leurs souffrances.

L'anxiété précordiale est une lésion de la sensibilité générale. Comme on l'a fort bien dit, elle ne survient jamais dans les névralgies des nerfs sensitifs cérébro-spinaux ; on ne l'observe que dans l'irritation des nerfs ganglionnaires. Krafft-Ebing (*loc. cit.*) suppose qu'elle tient à une irritation du plexus cardiaque, et cette hypothèse me paraît la plus plausible.

Observation 42.

Rechute. — Grossesse. — Lypémanie anxieuse. — Guérison.

La femme G..., née en 1840, a fait un premier séjour à l'asile en 1867; elle en est sortie guérie au bout d'un an. Il n'existe pas chez elle d'antécédents héréditaires : le premier accès de folie était survenu à la suite d'une fièvre typhoïde qui avait éclaté pendant une grossesse et avait provoqué un avortement.

Depuis cette époque, la femme G... était restée bien portante. L'accès actuel a éclaté il y a peu de temps, sans cause bien connue. Elle est enceinte de trois à quatre mois, et c'est peut-être la grossesse qui a été la cause occasionnelle du délire. Elle entre le 16 octobre 1872.

Ce délire revêt tous les caractères d'une lypémanie anxieuse au plus haut degré. Maigre, pâle, affaiblie, la femme G... ne cesse nuit et jour de gémir, de se lamenter ; elle se tord les mains avec désespoir, et s'accuse des plus grands crimes : « Je suis une malheureuse ; « j'ai mérité la mort, la mort la plus cruelle. Je vais « mourir, je le sais, rien ne peut me sauver ! Qu'on me « mène au supplice, le supplice le plus affreux ! etc. » La physionomie exprime une profonde terreur : G... s'attache au médecin, aux sœurs, qu'elle poursuit de ses lamentations incessantes. Elle mange peu ; les lèvres sont sèches, l'haleine fétide. Le pouls est petit, fréquent ; la respiration lente, entrecoupée.

Des bains tièdes prolongés, une alimentation fortifiante, les ferrugineux et le vin de quinquina, relèvent peu à peu les forces, et, après un mois de séjour, la malade est plus calme. On s'aperçoit de l'amélioration en ce qu'elle n'affirme plus qu'elle va mourir, qu'on va la tuer. Mais elle demande avec anxiété : « Ai-je donc mérité la mort? »

L'appétit devient meilleur, la figure reprend une expression plus naturelle. Elle demande des nouvelles de sa famille (15 novembre).

L'amélioration fait des progrès de plus en plus marqués, et G... sort guérie à la fin de décembre 1872. La grossesse avait suivi son cours normal. G... est accouchée à terme, sans accident, et sa santé s'est maintenue bonne.

Chez cette malade c'est un sentiment permanent de terreur, d'anxiété, qui a été le symptôme le plus marqué de l'aliénation mentale. On ne peut s'imaginer à quel point la malheureuse était tourmentée. Plus tard, quand elle alla mieux, elle me raconta qu'au début de son délire, alors qu'elle était encore dans sa famille, elle avait jeté au feu un livre de prières. Elle s'en était repentie aussitôt, mais elle s'imagina qu'elle n'aurait pas pu commettre de plus grand crime ; de là ses remords et ses terreurs.

Lypémanie hypochondriaque.

Beaucoup d'auteurs confondent l'hypochondrie et le délire hypochondriaque. Tout ce que j'ai dit montre que j'établis entre ces deux états une différence complète, absolue.

L'hypochondriaque n'est pas fou ; il peut parcourir une longue carrière sans que son intelligence présente le moindre signe de délire.

Aussi longtemps en effet que l'hypochondriaque se borne à se croire malade, à exagérer l'importance de ses sensations, à attribuer une importance capitale à des symptômes insignifiants, il n'est pas fou. La folie ne commence que du moment où il donne de ses sensations des interprétations complétement en désaccord avec ce que l'expérience, la raison, lui ont enseigné; et il ne donne ces explications que du moment où à la simple concentration de son esprit sur les points qui touchent à sa santé, se joignent des conceptions délirantes, des illusions, des hallucinations.

Voyez par exemple Mlle G... (obs. 17) : c'est une hypochondriaque de vieille date ; mais son hypochondrie ne l'empêche pas de rester dans sa communauté, de participer aux exercices et aux travaux de ses compagnes. Surviennent, sous l'influence de causes diverses, des hallucinations : elle croit alors que ses sensations douloureuses ne sont pas naturelles, qu'elles sont l'œuvre des francs-maçons ! Là est le délire, là est la folie, qui, dans le dernier accès, se dissipe au bout de peu de temps, ne laissant plus que les préoccupations maladives habituelles.

Le délire hypochondriaque s'alimente exclusivement dans les troubles de la sensibilité générale. Si l'aliéné se figure que son corps est changé, que ses intestins sont bouchés, son cerveau glacé, son estomac noué, etc., c'est uniquement parce qu'il éprouve des sensations douloureuses dans son corps, dans ses intestins, dans son crâne, dans son estomac. Croit-il qu'on le magnétise, qu'on le brûle, qu'on le couvre de fils, c'est parce que la sensibilité générale tactile est profondément pervertie.

Dans la lypémanie hypochondriaque, comme dans l'hypochondrie simple, la sensation douloureuse, origine de l'idée délirante, peut être vague, indéterminée, n'affecter que la cœnesthésie, ou, au contraire, être localisée dans un organe, dans un appareil.

Le délire peut avoir sa source dans une lésion somatique (illusions) ou survenir sans qu'aucun organe périphérique soit malade (hallucinations).

Mais, de toute façon, c'est l'idée d'une souffrance corporelle qui est le fond du délire.

L'une des transformations les plus habituelles, les plus remarquables du délire hypochondriaque, c'est le *délire de persécutions.*

Le délire de persécutions n'a été étudié à part que dans ces derniers temps : un remarquable mémoire de Lasègue (*Arch. gén.*, 1852), une thèse de Maret, enfin le livre de Legrand du Saulle (*le Délire de persécutions*, Paris 1871), tels sont à peu près les seuls documents où cette forme de lypémanie ait été étudiée à part. Sans doute, en fouillant les annales de l'aliénation mentale, on trouverait des observations de Pinel, d'Esquirol, etc., qui ne sont autre chose que ce que nous appelons délire de persécutions. Mais ce n'est que depuis le travail de Lasègue que cette dénomination a été adoptée.

Il semble même que le délire de persécutions tende à devenir de plus en plus fréquent. Legrand du Saulle l'a rencontré dans un sixième des cas d'aliénation mentale ; c'est le chiffre qu'a donné Lasègue. Morel le signale comme très-fréquent. Je n'ai à cet égard aucune donnée précise ; je crois pourtant que parmi les aliénés que je voyais il y a une dizaine d'années, il y en avait beaucoup moins que parmi ceux que j'observe depuis trois ou quatre ans. N'est-ce là qu'un effet du hasard? Y a-t-il une influence de milieu? C'est une question que je me réserve d'étudier.

Entre le délire hypochondriaque et le délire de persécutions, il n'y a pas de différence radicale. C'est le même phénomène morbide : dans les deux cas ce sont des sensations viscérales, organiques, qui forment le point de départ du délire. Mais tandis que le lypémaniaque hypochondriaque se borne à accuser ses souffrances, à les revêtir d'une forme fantastique, le persécuté, au contraire, les attribue à un ou plusieurs ennemis ligués contre lui et qui le persécutent sans relâche.

C'est donc, si l'on veut, seulement un délire plus compliqué.

On pourrait supposer que le délire hypochondriaque ne se transforme en délire de persécutions que par suite d'un raisonnement, d'une série de déductions logiques. L'aliéné, se demandant pourquoi il souffre, recherchant, scrutant, fouillant dans son passé, dans son présent, dans son entourage, arriverait, par exclusions successives, à cette conviction que rien ne saurait expliquer ses souffrances que l'action d'ennemis puissants, acharnés à sa perte.

Il n'en est pas ainsi : l'aliéné constate qu'il souffre, et, sans enquête, sans examen préalable, il accuse un persécuteur malfaisant.

L... (obs. 40) énumère longuement tout ce qui lui est arrivé de fâcheux depuis sa naissance, et il se demande : « Quoi penser sur tant d'accidents, de misères et de souffrances? etc. »

La réponse ne se fait pas attendre : « Que ce ne « pouvait être qu'un ignoble persécuteur qui tendrait « à m'arrêter sur tous les points, afin, etc.... »

On voit que cette conclusion arrive d'emblée, sans passer par aucune des idées intermédiaires qui auraient pu logiquement l'amener.

« Le malade, dit Lasègue, travaillé par le besoin « d'expliquer, limite spontanément ses interprétations « dans le cercle le plus étroit. Une fois qu'il a « découvert que ses ennemis le persécutent, il se ré« signe au rôle de victime, et ne tient pas autrement « à se renseigner. »

Lasègue le premier a fait ressortir l'influence considérable exercée par les hallucinations de l'ouïe : il est rare qu'elles manquent dans le délire de persécutions. Aussi chaque fois qu'on les voit survenir chez un lypémane hypochondriaque, on peut être presque assuré de la transformation du délire en délire de persécutions.

Cependant ce n'en est pas la condition *sine qua non*, et d'un autre côté le délire de persécutions peut survenir sans passer par le délire hypochondriaque ; mais ce cas est fort rare.

L'importance du délire de persécutions est surtout considérable en médecine légale : les crimes commis par les aliénés ont presque toujours pour mobiles des idées de vengeance contre leurs persécuteurs. Sous ce rapport on peut diviser les délirants persécutés en deux classes :

1° Ceux qui réagissent contre leurs ennemis, et qui deviennent dangereux, soit pour eux-mêmes (suicides), — soit pour ceux qu'ils accusent de leur en vouloir;

2° Ceux qui souffrent passivement, et qui n'offrent de danger ni pour eux-mêmes ni pour les autres.

Cette classification, déjà proposée par Maret, a une grande importance pratique.

Une autre division, non moins importante, est celle-ci : ou le persécuteur imaginaire est un être réel, quelqu'un de la famille, ou de l'entourage du malade, et alors il est rare que l'aliéné ne nourrisse pas contre lui des projets de vengeance et de meurtre ;

Ou, au contraire, le persécuté a affaire à un être collectif, anonyme (jésuites, police, francs-maçons), souvent même à une puissance occulte, mystérieuse, dont il ne se fait lui-même pas une idée nette : un de nos vieux malades est depuis de longues années la victime de la *farfouille !* — Une femme qui vient d'entrer à l'asile se plaint d'être *turlupinée*. Et quand on lui demande ce qu'elle entend par là : « Vous le « savez bien, dit-elle; c'est le *turlupinage* qui tra- « vaille toute la France ! » Les malades illettrés qui parlent du magnétisme, de l'électricité, de l'optique, ne savent nullement ce que signifient ces mots, qui n'ont pas pour eux de signification plus précise que ceux de farfouille et de turlupinage. Les aliénés de cette catégorie sont beaucoup moins à craindre.

L'idée de persécution peut rester vague, confuse, pendant fort longtemps, souvent même toujours. Mais il arrive aussi qu'au bout d'un temps plus ou moins long, elle se concrète, se personnifie. Ainsi, tel aliéné, victime des jésuites, ou de la police, finit par découvrir que c'est M. X... ou Y... qui est l'instrument, ou même l'instigateur de cette persécution : d'ordinaire c'est un parent ou un ami ; mais souvent c'est un inconnu que le hasard lui a fait rencontrer et avec lequel il n'a eu que des relations passagères. Dans beaucoup de cas cette transformation est le résultat d'une hallucination, auditive ou visuelle, survenue dans le cours du délire.

Une modification extrêmement curieuse du délire de persécutions, c'est l'apparition des *idées de grandeur*, d'une véritable *monomanie ambitieuse*.

Après avoir pendant plus ou moins longtemps supporté les persécutions d'ennemis implacables, le persécuté finit par se dire que ces persécutions n'auraient pas lieu si elles n'étaient autorisées ou même ordonnées par quelque personnage tout-puissant, un prince, un millionnaire, le chef de l'État. Et il se demande quel intérêt ces personnages peuvent avoir à sa perte. Il faut donc qu'il leur porte ombrage ? — Mais alors il n'est pas ce qu'il paraît être, il est lui-même un homme important..., et c'est ainsi qu'il arrive à croire qu'il est le dauphin, fils de Louis XVI, ou le roi de Rome, ou le comte de Chambord, etc.

Ou bien il se dit que, pour résister à tout ce qu'on lui fait souffrir, il faut qu'il soit d'une nature exceptionnelle, qu'il jouisse de facultés supérieures, ou qu'il soit protégé par des êtres tout-puissants !... Et voilà tout un échafaudage d'idées ambitieuses qui se juxtaposent et dont le point de départ se trouve dans les persécutions dont le malade est la victime.

Dans ce roman pathologique, il est certain que bien des intermédiaires sont sautés ; les déductions ne s'enchaînent pas aussi régulièrement, aussi logiquement que je l'ai supposé. L'imagination du malade, son degré d'instruction, le cercle dans lequel se meuvent ses idées habituelles, tout cela joue un rôle capital. M. X... (obs. 35) s'imagine qu'il est député inviolable ; C... (obs. 16) croit qu'il est le précurseur du Christ ; Mlle R... (obs. 31) s'intitule l'épouse de Jésus-Christ. Un ancien instituteur se figure qu'il est devenu un saint par suite des persécutions qu'on lui a fait subir, et il en conçoit un orgueil incommensurable.

On voit, en résumé, que la simple altération pathologique de la sensibilité générale, qui est la cause initiale du délire hypochondriaque, peut devenir le point de départ des délires les plus compliqués. Ce seul fait prouve l'importance capitale des troubles de la sensibilité dans l'étiologie de la folie. Il prouve aussi que la *monomanie ambitieuse* (*mégalomanie*, Dagonet), décrite autrefois comme une forme primitive de vésanie, et que plus tard on a cru pouvoir rattacher, dans la majorité des cas, à la paralysie générale, n'est très-souvent que la dernière étape d'un délire lypémaniaque, du délire de persécutions. A une période avancée de la maladie, il peut arriver que les idées ambitieuses soient tout à fait dominantes et que toute trace du délire primitif ait disparu.

Observation 43.

Délire de persécutions. — Craintes d'empoisonnement. Hallucinations et illusions sensorielles.—Monomanie ambitieuse.

M. X..., qui fait le sujet de cette observation, était, en 1865, desservant dans une petite localité du Midi. Il y vivait avec sa sœur. C'est vers cette époque que, sans cause connue, il commença à se croire en butte à diverses persécutions. Tout d'abord, il trouva un mauvais goût à tout ce qu'on lui servait; il accusa bientôt sa sœur de vouloir l'empoisonner, de conspirer contre lui avec d'autres personnes, et de le dénoncer à l'évêché pour lui faire perdre sa place. Au bout de quelque temps sa sœur fut obligée de le quitter, et il prit une domestique; mais aucune de celles qu'il prit successivement à son service ne put rester avec lui.

Il finit par se résoudre à quitter son village, où la persécution était trop fortement organisée contre lui, revêtit des habits laïques afin de dépister ses ennemis, et voulut aller à Paris. Il n'alla cependant que dans une ville voisine, où il fit un court séjour, et d'où il revint un peu plus calme.

Mais bientôt il fit de telles excentricités que l'évêque dut le suspendre de ses fonctions, et qu'il fallut le placer à l'asile (1868).

M. X... a aujourd'hui 42 ans (il est né en 1832) : de taille moyenne, bien constitué, il paraît jouir d'une excellente santé physique ; il a pris de l'embonpoint. Ce qui domine chez lui, c'est un orgueil incommensurable : il se croit infiniment au-dessus des autres malades, des gardiens, des médecins. Il regarde tout le monde avec dédain ; la moindre contradiction le met en colère ; alors ses lèvres deviennent blêmes, sa voix tremble. C'est un malade souvent insupportable, tant ses exigences, sa morgue, ses allures cassantes, le rendent difficile à son entourage. Il reste seul toute la journée, ne daigne pas se mêler aux autres. S'il le fait, c'est pour observer ce qu'ils font et ricaner avec mépris.

Si on le tient renfermé ici, c'est uniquement parce que son évêque et l'abbé D... (un ecclésiastique influent du diocèse) ne peuvent souffrir sa supériorité, qu'ils sont jaloux de son éloquence et de ses vertus. Il ne manque aucune occasion de dire « qu'il n'est « pas le premier venu, qu'il est le jeune homme le « plus intelligent de tout l'asile, qu'il sait fort bien ce « qu'on lui doit, que l'évêqne lui-même, en le met- « tant pensionnaire aux frais de la caisse diocésaine, « a rendu justice à son mérite, etc... » Pour le moment, il se contente de réclamer une cure cantonale avec cinq ou six vicaires, mais il donne à entendre que ce serait bien peu, et qu'il faut lui savoir gré de borner là ses prétentions. Car il est un saint : je crois même que si on le poussait un peu, il avouerait qu'il est Dieu lui-même ; et c'est bien là le fond de sa pensée.

Les persécutions n'ont pas cessé. X... les dissimule

avec le plus grand soin ; mais il est des jours où il est tellement surexcité que la coupe déborde, et il nous raconte ce qu'il souffre. Toutes les nuits on se livre sur lui à des actes abominables : on le chloroformise, et quand il est endormi, on lui gâte les dents (il les a en effet fort mauvaises), on le roue de coups, on lui abîme la verge, etc. C'est l'abbé D... qui fait tout cela; quelquefois il est aidé par le gardien. L'abbé D... s'approche de lui, et tout en lui abîmant les dents, en le frappant de la façon la plus cruelle, il le raille : « Ah ! tu es un saint ! eh bien ! nous allons voir ! « Tiens (il le frappe) voilà pour ta sainteté, je vais t'en « donner, etc... »

Ces persécutions nocturnes ne font que confirmer X... dans ses idées de grandeur ; il y voit la preuve manifeste de sa nature divine.

Observation 44.

Excès de travail et de veilles. — Fièvre intermittente. — Délire de persécutions. — Monomanie ambitieuse. — Démence commençante.

V..., né en 1843, était en 1870 instituteur dans une petite localité. Plein d'ambition et ayant toujours eu une haute idée de lui-même, V... se livrait à un travail acharné qui lui valut une distinction académique. Cet honneur le fit redoubler d'efforts, et il était épuisé de veilles et de fatigues, quand il fut atteint d'une fièvre intermittente. La folie éclata à la suite de cette maladie ; elle fut caractérisée au début par un délire de persécutions avec idées d'empoisonnement et agitation maniaque. Voici comment le malade rend compte des premiers symptômes dans une lettre qu'il m'écrit :

« Je suis heureux de trouver en vous un homme « qui daigne prendre en considération la cause du « juste, de l'honnête homme et du chrétien ignoble- « ment persécuté depuis bientôt trois ans pour une « cause de mœurs reconnue fausse à son début, tout « simplement inventée pour obtenir mon changement « d'instituteur et me faire agir contre le gouverne- « ment actuel dont je suis fonctionnaire. Mais j'ai « toujours su respecter le gouvernement et ceux qui « ont l'honneur de le représenter. »

V... fait allusion dans ce début à une de ses idées fixes. Il est persuadé qu'on l'a fait enfermer sous l'in- culpation de mauvaises mœurs ; il se croit accusé d'avoir passé la nuit dans une maison mal famée. Or cette idée lui est odieuse ; il proteste avec énergie contre cette accusation, et affirme, ce qui est la vérité, que ses mœurs ont toujours été irréprochables.

« C'est en 1871, vers la fin du mois de février, dans « le *corps* de la nuit du 27 (si j'ai bonne mémoire), « dans la commune de L..., département de..., arron- « dissement de..., à l'hôtel de M. F..., etc., que s'est « passée une terrible scène dont les suites ont été « très-fâcheuses pour moi et l'honneur de l'instruc- « tion publique. Les coupables sont M... et M..., etc. « Les complices sont le juge de paix et la femme F... « Les témoins sont L... et M..., etc. Les coupables « entrèrent très-adroitement, pendant la nuit, dans mon « appartement, que j'avais omis de fermer à clef. Ils « commencèrent par se faire entre eux quelques signes

« qui me firent comprendre que c'étaient des malfai-
« teurs. Aussitôt je fus debout sur mon lit pour me
« défendre et me justifier, mais ce n'était guère pos-
« sible, car ils avaient profité du temps où j'étais atteint
« d'une indisposition depuis quelques jours. A peine
« eus-je prononcé quelques mots qu'ils se ruèrent sur
« moi comme des loups sur un agneau en me disant :
« — Nous vous tenons cette fois! » Les uns me prirent
« par les pieds, les autres par le ventre et par la tête,
« ayant soin de me porter les mains sur la bouche ; ils
« me pressèrent fortement et me gardèrent environ
« trois quarts d'heure dans cette position ; ils me firent
« ensuite avaler 20 grammes de je ne sais quoi,
« mais je suis en droit de dire que c'était du poison,
« parce que c'était très-mauvais et que je m'évanouis
« ensuite, etc.

« Dans les premiers jours du mois de mars suivant,
« quoique très-faible encore, je me levai et condam-
« nai à mort ou à être emprisonnées ces personnes
« criminelles. J'eus l'approbation du public, mais,
« pour que le jugement que je portai sur elles n'eût
« pas de portée, elles me firent passer pour un aliéné
« et me conduisirent à l'asile public d'aliénés de... »

Tout cela, c'est du délire de persécutious bien acentué ; déjà les idées de grandeur y percent, mais elles vont se dessiner bien davantagé. V... écrivait beaucoup ; tous ses écrits étaient suivis de l'énumération de ses titres : chevalier de la Légion d'honneur, gran-dcroix de Saint-Lazare, instituteur public, etc. Il voulut bien me donner à cet égard les explications suivantes :

« Je me ferai un plaisir de répondre à vos désirs « par un simple récit sur les faits miraculeux dont la « Providence a bien voulu me favoriser pour faire voir « à mes ennemis et à mon administration qu'on m'a « accusé à tort d'avoir eu des rapports défendus avec « des personnes de mauvaise vie. Mais avant d'entrer « dans ces détails, vous seriez sans doute bien aise « d'avoir quelques détails sur les grand-croix de Saint-« Lazare, qui sont très-rares ici-bas; eh bien! en voici : « Un grand-croix de Saint-Lazare est un homme de « Dieu spécialement consacré au service divin, comme « un grand'croix de l'Empereur est spécialement « consacré au service de l'Empereur. Celui-là doit « être à peu près assuré de son salut avant d'adresser « la parole au peuple, parce que ce nom, qui mérite « beaucoup de respect, fait jalousie aux méchants, etc.

« Pour prouver que je suis innocent de tout crime « dont on pourrait m'accuser, voici les principaux mi-« racles qui sont arrivés en ma faveur : J'ai fait sonner « miraculeusement la cloche des Pères capucins d'A..., « en 1871, dans le courant du mois d'avril. Cette « même année je suis apparu à mes parents à C... J'ai « arrêté spontanément une pluie torrentielle à A..., « ce qui me valut la confiance du peuple. Un saint « Père capucin m'est apparu à G... lisant son bréviaire. « J'ai fait abaisser cet astre qu'on appelle la lune devant « la population d'A... J'ai fait tourner le soleil d'occi-« dent en orient devant la population d'A..., etc. »

Toutes ces idées de grandeur ont une teinte reli-gieuse très-prononcée : V... est un théomane. Il se met en fureur quand il entend blasphémer, et il condamne à mort tous ceux qui lui paraissent transgresser la loi de Dieu. D'ailleurs il a été proclamé *saint*. « J'ai été nommé saint, écrit-il, dans l'église de..., le « mercredi des Cendres 1872, par l'aumônier. Je veux « et préfère mourir plutôt que de vivre avec ceux qui « traitent le bon Dieu de *monstres*, de *cauchons*, etc. « Je monrrai au moins en homme d'honneur. »

Aujourd'hui V... conserve toutes ses idées de grandeur, mais il les dissimule avec soin, parce qu'on s'en est trop souvent moqué autour de lui. Du reste, son intelligence faiblit, ses écrits sont remplis de fautes d'orthographe ; la démence s'annonce par des signes non douteux. Depuis quelques mois il s'est mis en tête d'étudier le grec : c'est probablement par suite d'une idée délirante, mais il n'a pas voulu la dire. Peut-être ses voix lui ont-elles annoncé qu'il serait roi de Grèce. Il travaille avec acharnement du matin au soir ; on ne le voit plus qu'avec une grammaire grecque à la main ; mais ce travail est stérile, les progrès sont nuls.

Dans cette observation, si pleine de particularités intéressantes, je ne veux que signaler une fois de plus ce fait, déjà mis en lumière plus haut, que les idées délirantes n'arrivent pas par gradation, par succession logique. Ce sont des illusions et des hallucinations qui font croire à V... qu'il est empoisonné, plus tard qu'il est un saint, et cette dernière idée a fini par devenir dominante.

VI.

DES TROUBLES DE LA SENSIBILITÉ GÉNÉRALE ET DE LEUR ROLE DANS LA MÉLANCOLIE DE CAUSE MORALE.

Dans tout ce qui précède, afin de bien démontrer l'influence des troubles de la sensibilité générale sur la production de la mélancolie et du délire mélancolique, j'ai supposé l'apparition de ces troubles chez un homme bien portant.

J'ai montré comment une altération morbide périphérique, provoquant une idée triste ou une série d'idées, entraîne à la longue la *mélancolie.*

J'ai recherché ensuite comment, par suite de quelles circonstances, la mélancolie se transforme en *délire mélancolique* (lypémanie), et quelles sont les variétés que celui-ci présente.

Mais il s'en faut que les choses se passent aussi simplement, aussi régulièrement dans le monde réel.

Bien loin que ce soient les causes physiques qui déterminent le plus fréquemment la mélancolie, et même la folie en général, ce sont au contraire les causes morales qui, dans la grande majorité des cas, en sont le facteur efficient.

Pinel, que Griesinger appelle le modèle des aliénistes, était bien convaincu de cette vérité; et Griesinger lui-même n'hésite pas à dire que, suivant lui, c'est dans les causes de l'ordre moral que la folie prend le plus souvent sa source réelle.

La prédominance des causes morales, dit Parchappe, est une vérité acquise à la science. Il me serait facile de citer des passages d'Esquirol, de Guislain, de Brière de Boismont, etc., qui montrent que pour tous les aliénistes, c'est presque toujours à la suite de chagrins, de peines morales, que l'on voit éclater la lypémanie.

Souvent même, quand la cause physique paraît de toute évidence, la cause déterminante a été en réalité de l'ordre moral.

Un phthisique devient lypémaniaque : cause physique, périphérique ! Eh bien ! non : la vraie cause c'est le chagrin, c'est la perspective de la misère qui l'attend, lui et les siens, par suite de sa maladie.

Chez une jeune mariée, le délire éclate la nuit des noces ; elle tombe dans une mélancolie avec stupeur. On accuse la violence du mari, l'ébranlement nerveux, la pudeur alarmée, etc. ; en réalité elle n'a fait que succomber au chagrin, longtemps dissimulé, d'avoir été unie à un homme qu'elle déteste. Et ainsi des autres.

Les causes morales nous échappent souvent, malgré nos investigations, parce qu'elles sont cachées avec le plus grand soin. Que de larmes dévorées en silence, que de plaies intérieures dissimulées sous le masque d'une gaieté factice, d'un contentement apparent !

« Savez-vous pourquoi, dit Brière de Boismont, les « causes morales nous échappent si souvent ? C'est « qu'on nous les cache. Comment voulez-vous qu'on

« vous dise : Voici un fils dont la conduite me dés-« espère et me blesse dans tout ce qui m'est le plus « cher ; une fille qui ne fait que des sottises, que mes « efforts incessants tendent à atténuer autant qu'il est « en mon pouvoir ; un gendre dont la conduite me « fait craindre à chaque instant une catastrophe ; un « père qui nous ruine ; une femme dont je dévore les « outrages par respect pour mes enfants et pour moi-« même, et mille autres plaintes pareilles... Eh bien ! « ce que nous avons vu et entendu depuis trente ans, « nous donne la conviction inébranlable que la souf-« france morale est le lot de l'humanité. » (*Annales médico-psychologiques.*)

C'est donc la douleur morale, bien plus souvent que la douleur physique, qui est cause de la mélancolie.

Mais les causes morales agissent de deux manières :

1° *Directement* : Une frayeur, une colère, une émotion violente peuvent déterminer subitement, instantanément, un accès de lypémanie, tout comme, en d'autres circonstances, elles provoquent une attaque d'épilepsie.

Cela dépend de la violence du premier choc qu'elles déterminent, et surtout de la disposition d'esprit dans laquelle se trouve l'individu au moment où il est frappé.

En voici un exemple extrêmement curieux : Le nommé S..., inculpé d'incendie volontaire, avait fait assurer son atelier et son logement, et il avait eu soin, avant de mettre le feu, d'enlever avec précaution tous les objets d'une certaine valeur. Arrêté peu de temps après, il fait connaître, dans l'interrogatoire qu'il subit, qu'il avait fait des pertes très-sérieuses que l'assurance est malheureusement loin de couvrir. Le juge d'instruction lui montre aussitôt les objets qu'il prétend avoir perdus, en lui disant que sous ce rapport il peut être tranquille, que tout a été retrouvé. S..., en présence de la preuve si accablante de sa culpabilité, est pris d'une indicible terreur ; il reste muet, et il est dorénavant impossible d'obtenir de lui aucune espèce d'explication. Ramené à la prison, il ne tarde pas à être pris de congestion cérébrale qui fait place à une profonde stupidité (Dagonet, *Annales médico-psychologiques*, mars 1866).

Ici l'action de la cause morale a été directe, foudroyante.

2° Mais bien plus souvent la cause morale n'agit que d'une manière indirecte, et c'est alors que se vérifie d'une manière éclatante cette union intime du physique et du moral « qui sont si intimement soudés ensemble, que rien ne peut les séparer ».

Car qu'observe-t-on quand l'âme est douloureusement affectée par un chagrin, un souci, une peine morale quelconque ? L'appétit se perd, les fonctions digestives languissent; l'individu se sent envahi par un sentiment de lassitude, d'oppression générale; il a des insomnies ; la circulation, la respiration se font péniblement ; l'activité musculaire est nulle. Si c'est une femme, il s'y joint des troubles de la menstruation, qui devient difficile, irrégulière; des accidents nerveux variés, souvent même l'hystérie. Que cet état se prolonge, et l'on verra survenir, suivant les prédispositions individuelles, chez l'un la phthisie pulmonaire, chez l'autre l'anémie, ou un cancer, ou une maladie du cœur, etc. La maladie cérébrale, la folie, n'éclatera que lorsque, après des oscillations plus ou moins prolongées, cette autre affection organique se sera produite.

Or, nous avons vu que tout trouble de la sensibilité générale entretient l'âme dans un état habituel de tristesse, de dépression : nous pouvons donc nous demander si c'est l'émotion morale primitive, ou si ce ne sont pas plutôt les lésions pathologiques secondaires qui sont les véritables facteurs de la folie. Causes morales dans le premier cas, causes physiques dans le second !

Ne vaudrait-il donc pas mieux complétement supprimer cette distinction des causes morales et des causes physiques?

Comme le dit Guislain (II, p. 45) : « Cette division « des causes en causes morales et physiques paraît « très-peu fondée : il semble qu'on veuille exclure « le cerveau; on parle du moral comme si ses mani- « festations étaient indépendantes de son instrument « physique. Le corps est un, et il est impossible de « séparer la vie des organes, comme il est impossible « d'étudier les actes de l'âme sans faire intervenir « le cerveau, du moins lorsqu'il s'agit des maladies « du système intellectuel. »

Assurément, quand on parle des causes *morales*, il ne saurait être question de causes qui agissent sans l'intermédiaire des organes. Ce n'est qu'en déterminant dans le cerveau une modification matérielle, soit de la nutrition, soit de la circulation, qu'une frayeur, une colère, une émotion quelconque, produisent leur effet.

Aussi, au lieu de diviser les causes en morales et

physiques, il serait mieux de les classer en causes *centrales* et en causes *périphériques*. De cette façon il serait évident qu'il n'existe pas entre ces deux ordres de causes de différence spécifique pas plus en définitive qu'il n'en existe entre le *physique* et le *moral*.

Car qu'est-ce, en effet, que la sensibilité morale, sinon la résultante, la traduction cérébrale de la sensibilité générale? Et pourquoi dès lors ne pas considérer le physique et le moral comme les deux extrémités opposées, les deux pôles, du même appareil nerveux? Il y a là comme une chaîne non interrompue, qui ne saurait être ébranlée dans un point quelconque de son étendue, sans que le choc retentisse sur tout l'appareil : ainsi s'explique qu'une cause centrale (cause morale) ne puisse agir sans que l'irritation soit transmise à la périphérie, pas plus que la périphérie ne saurait être impressionnée sans que l'organe central en ressente le contre-coup.

VII.

DES TROUBLES DE LA SENSIBILITÉ GÉNÉRALE QUI SURVIENNENT DANS LE COURS DE LA LYPÉMANIE.

Jusqu'à présent j'ai considéré les troubles de la sensibilité générale antérieurs à la maladie mentale : j'ai étudié leur influence sur la genèse de la mélancolie et du délire mélancolique. Il me reste à examiner ce que produisent ces altérations morbides quand elles surviennent, non plus avant l'explosion du délire, mais chez l'aliéné mélancolique.

Elles sont alors de deux ordres :

Les unes proviennent directement du trouble mental, et doivent être considérées comme un groupe de symptômes (symptômes physiques, somatiques) de la maladie cérébrale ; les autres sont tout à fait accidentelles, et proviennent de causes étrangères au délire.

1° J'ai montré dans le chapitre précédent que, même dans la mélancolie de cause exclusivement morale, les troubles physiques surviennent immédiatement. Dès que le cerveau est atteint, dès que le trouble mental est déclaré, l'âme perd son ressort, l'activité fait place à l'inertie. Le mélancolique se nourrit mal, il ne dort plus : la circulation, la respiration, la calorification, la sécrétion, toutes les fonctions, en un mot, languissent. De là une foule de phénomènes pathologiques qui sont les symptômes physiques de la lypémanie, et que tous les auteurs ont signalés, quelques-uns même en en exagérant l'importance.

Le lypémaniaque, dit Esquirol (I, 201), a le corps maigre et grêle; le teint pâle, jaunâtre; le pouls lent, faible, concentré; la peau aride, sèche, quelquefois brûlante; la transpiration est nulle, les extrémités des membres sont froids, etc...

Les fonctions organiques, dit Dagonet (*loc. cit.*, p. 308), subissent des perturbations notables; la circulation et la respiration sont entravées, etc.

Marcé également insiste longuement sur les symptômes somatiques de la mélancolie (*Traité*, p. 307).

Ces troubles organiques si profonds persistent aussi longtemps que la lypémanie elle-même ne s'amende pas. L'amélioration physique coïncide presque toujours avec l'amélioration mentale. Et ce qui prouve la relation étroite qui existe entre l'état physique et l'état moral, c'est que si l'on parvient à régulariser les fonctions digestives, à faire disparaître l'anémie qui existe presque toujours, il est rare que le délire ne s'amende pas en même temps.

2° Quant aux troubles accidentels survenant chez les aliénés mélancoliques par l'effet de causes variées, l'expérience clinique prouve qu'ils se traduisent par des idées délirantes et des illusions en rapport direct avec eux.

Falret a observé une lypémaniaque qui prétendait avoir un loup dans l'utérus. L'examen de cet organe révéla l'existence d'un prolapsus auquel on rémédia par un pessaire soigneusement appliqué. Elle guérit de son infirmité, et l'idée du loup disparut entièrement, mais sans que le délire, roulant sur des idées mystiques, se modifiât en rien.

Une mélancolique, âgée de 40 ans, se plaignait d'avoir un animal vivant dans le ventre : elle le sentait se remuer. On constata chez cette femme, qui était très-maigre et avait la paroi abdominale très-mince, l'existence de contractions péristaltiques des intestins, très-énergiques, surtout après les repas. Elle fut traitée par l'application de courants électriques, l'un des réophores étant appliqué à l'ombilic, l'autre à la colonne vertébrale, et elle fut débarrassée de ces contractions si incommodes; elle prétendit alors que l'animal avait été tué, qu'elle ne le sentait plus (Leidesdorf, *Traité des maladies mentales*, 2e éd., p. 118).

Dans ces deux cas, la lésion organique a entraîné des sensations douloureuses qui se sont traduites par des idées délirantes spéciales; et la relation intime entre les deux ordres de phénomènes est rendue plus évidente par ce fait que les idées délirantes ont disparu en même temps que les affections qui les produisaient.

Une autre preuve de cet étroit rapport, c'est que, si des organes différents sont successivement atteints, les illusions changent elles-mêmes.

Un général, qui avait les dents fort mauvaises, accusait le soleil de les lui gâter, et parlait d'aller l'exterminer avec sa brave division. Quelquefois il ressentait des douleurs rhumatismales dans le genou : alors il saisissait avec une main la partie douloureuse, et avec l'autre main il frappait à grands coups sur son genou en répétant : « Ah! scélérat! tu ne t'en iras pas! ah! scélérat! » Il croyait avoir un voleur dans son genou (Esquirol).

L... (obs. 21) accuse Dieu et le clergé de lui travailler les membres : il a des douleurs rhumatismales. Quand Mlle R... (obs. 31) a chaud, c'est que les invisibles la mettent dans le feu; a-t-elle froid, c'est qu'ils la couvrent de glace.

Ainsi chaque sensation nouvelle vient alimenter le délire, et est pour ainsi dire jetée dans le molue dans lequel celui-ci est stéréotypé.

Quand c'est l'idée de persécution qui domine, tout ce qui arrive au malade est mis sur le compte du persécuteur. L... (obs. 40), qui est soumis à l'action incessante de fluides électriques et magnétiques, ne ressent quelque plaisir, que lorsque, par hasard, ses ennemis se trompent de fil.

Naturellement, ce sont les sensations pathologiques, si fréquentes chez les lypémaniaques, qui sont la cause la plus fréquente des illusions, parce qu'elles s'accompagnent de *douleur*. A ce point de vue, rien n'est plus intéressant que d'étudier l'influence des *maladies incidentes* sur la lypémanie.

Cette étude n'a pas encore été faite d'une manière complète : personne n'a encore essayé de dégager la loi générale qui régit les rapports du délire et des maladies incidentes.

L'observation prouve que lorsqu'une maladie intercurrente survient chez un aliéné, elle provoque souvent une crise favorable, et guérit le délire; c'est la confirmation de l'adage hippocratique : *febris solvit delirium*.

Mais souvent, au contraire, le délire est rendu plus intense, et, dans beaucoup de cas, l'affection incidente passe inaperçue, paraît indifférente.

A quoi faut-il attribuer cette différence d'action ?

Cette question est trop importante pour que je

puisse la traiter incidemment ici : elle demande une étude à part.

Des recherches longtemps continuées, des faits nombreux soigneusement recueillis, m'ont amené à des conclusions que je ne puis toutes énumérer, mais dont quelques-unes se rattachent étroitement à mon sujet.

Les maladies incidentes, aiguës ou chroniques, entraînent des altérations organiques de nature fort diverse : les unes sont fébriles, les autres se passent sans fièvre ; chacune d'elles affecte une symptomatologie différente. Un seul point leur est commun à toutes, c'est qu'elles dérangent l'harmonie des fonctions, qu'elles produisent un état de malaise et de souffrance, qu'elles lèsent plus ou moins profondément la sensibilité générale.

C'est par cette altération de la sensibilité générale que me paraît s'expliquer leur influence sur le moral. Sans nul doute, à la lésion sensorielle se joignent des troubles circulatoires, des lésions de nutrition, des altérations du sang, etc., dont il faut tenir grandement compte quand on veut apprécier leur action sur le cerveau. Mais ces caractères n'offrent rien de constant, partant, on ne peut formuler leur action en une loi générale.

Tandis qu'au contraire le trouble de la sensibilité générale est commun à toutes : plus ou moins intense, plus ou moins durable, il existe toujours à un degré quelconque.

Or nous savons que dans la lypémanie c'est la lésion douloureuse de la sensibilité générale qui est la lésion fondamentale sur laquelle se greffe le délire.

Ne pouvons-nous donc pas conclure *à priori* que tout ce qui augmente cette tension douloureuse devra aggraver le délire ?

C'est ce que prouve l'expérience. Une maladie incidente exaspère le délire de la lypémanie, et amène toute une série d'idées délirantes nouvelles, en rapport avec les nouveaux éléments de douleur qu'elle introduit dans l'organisme.

La maladie aiguë, étant de sa nature fugace, transitoire, les idées délirantes qu'elle provoque sont passagères, l'exacerbation du délire est fugitive. La maladie chronique, au contraire, plus durable, souvent même permanente, laisse sur le délire une empreinte ineffaçable.

Jamais, du reste, ces accidents pathologiques ne sont interprétés à leur juste valeur par les malades chez qui ils surviennent. A part les hypochondriaques qui se croient malades, et qui donnent de leurs maux des explications fantastiques, les autres lypémaniaques ne possèdent pas le sentiment de maladie. Ont-ils un mal quelconque, ils s'ingénient à l'expliquer en protestant « qu'ils ne sont pas malades, qu'ils ont une santé « excellente, une constitution de fer, mais qu'on leur « abîme le corps, qu'on les travaille, etc. ».

M... (obs. 26) est enrhumée ; mais elle refuse tout remède : c'est le *sondeur* qui lui travaille la poitrine et qui voudrait bien lui donner un catarrhe.

M... (obs. 36) a une lymphite au bras : ce sont des plaques de gaz que les *insoleurs* lui envoyaient à la tête, et qu'il a été assez adroit pour parer avec son bras. Plus tard il a un herpès zona : c'est encore l'insolation qui en fait les frais.

De la même façon une affection digestive intercurrente donne des idées de poison, provoque le refus des aliments. On s'explique ainsi que des lypémaniaques, qui habituellement mangent bien, aient, à l'occasion d'un embarras gastrique, des périodes pendant lesquelles ils refusent obstinément toute nourriture.

Une hémorrhagie cérébrale, qui paralyse un côté du corps, fait penser au malade qu'il a un cadavre couché à côté de lui, etc...

VIII.

ÉTIOLOGIE DES TROUBLES DE LA SENSIBILITÉ GÉNÉRALE.

Les troubles de la sensibilité générale, tels que nous les observons chez les lypémaniaques, sont antérieurs au délire, et en constituent l'élément étiologique principal : ou ils ne surviennent que dans le cours de la maladie mentale, et sont un accident dont j'ai fait ressortir l'importance ; ou enfin ils sont la conséquence directe, naturelle du délire.

Je vais successivement passer en revue les causes auxquelles il faut les attribuer dans ces différentes circonstances.

1° Dans les deux premiers cas, les causes sont les plus variées ; Marcé les range dans les cinq classes suivantes (*loc. cit.*, p. 73) :

1° Lésions organiques des centres et des cordons nerveux ;

2° Maladies aiguës ou chroniques étrangères au système nerveux, et exerçant une influence débilitante sur toute l'économie : fièvre typhoïde, diphthérite, angine simple, dyspepsie, embarras gastrique ;

3° Maladies par altération du sang (chlorose, anémie, albuminurie). — Cachexies (cancer, syphilis, pellagre, purpura) ;

4° Intoxications diverses (plomb, mercure, ergotisme, éther, chloroforme, etc.). Il faut y joindre l'alcoolisme et l'action de certains médicaments (bromure de potassium, etc.) ;

5° Névroses.

Encore, pour que cette énumération fût complète, il faudrait y joindre un certain nombre de causes qui sont pour ainsi dire sur la limite pathologique, et dont l'influence ne laisse pas que d'être fort puissante, la grossesse, l'état puerpéral, l'onanisme; — une extrême fatigue (Sandras), etc., et quelques-unes qui, par leur mode d'action, se rapprochent des névroses, telles que l'hypnotisme, le somnambulisme, etc.

Cette multiplicité des causes prouve que les altérations de la sensibilité générale sont le fait des maladies les plus diverses, de sorte que, par elles-mêmes, elles n'ont qu'une valeur secondaire.

On pourrait dire d'une façon générale que toute altération pathologique quelconque, toute maladie, lèse la sensibilité générale. J'ai dit plus haut que c'est, à mon avis, par suite de ces troubles sensoriels que les maladies aiguës ou chroniques produisent la mélancolie.

Quelles qu'elles soient d'ailleurs, ces causes agissent directement sur l'expansion périphérique des nerfs, ou sur les centres nerveux; — quelquefois sur les deux en même temps.

Le trouble sensoriel qu'elles déterminent se rattache à une lésion appréciable des éléments nerveux, ou bien il n'est accompagné que de dérangements fonctionnels qui, dans l'état actuel de nos connaissances, échappent complétement à nos moyens d'investigation.

Lorsqu'elles produisent *l'anesthésie*, c'est parce qu'elles empêchent l'impression, ou la transmission, ou enfin la perception de la sensation, car chacun de ces trois éléments constitutifs de toute sensation peut être atteint.

Aussi l'action du froid amène l'abolition de l'impressionnabilité tactile; la section d'un nerf, sa compression par une tumeur, empêchent l'impression d'être transmise au cerveau; — enfin toute lésion, organique ou fonctionnelle, des centres nerveux, peut entraver la perception.

Il n'est pas toujours facile de décider à quel ordre de lésions l'anesthésie doit être attribuée. On peut se demander, avec Axenfeld (*loc. cit.*, p. 335), si le *conflit* dans le tissu de la peau, des fibres sensitives et d'un sang dépourvu de qualités stimulantes, est capable de produire à lui seul l'anesthésie; — si, dans l'anesthésie saturnine, le plomb agit sur les centres nerveux ou sur les nerfs cutanés.

Guislain (I, p. 234) a vu un aliéné qui, au milieu de l'hiver, sent l'un de ses doigts s'engourdir par le froid. Ayant eu l'occasion de se saisir d'un couteau, il se coupe le doigt dans une des articulations. Il a toujours dit ne pas avoir éprouvé la moindre douleur pendant cette opération.

Évidemment il s'agit ici d'une anesthésie *à frigore.*

J'ai observé une femme mélancolique qui, avec un couteau, s'était entaillé profondément l'avant-bras : il en était résulté une paralysie persistante des muscles fléchisseurs de la main, avec anesthésie cutanée.

Les anesthésies liées à une lésion organique sont, en général, en rapport étroit avec elle. Elles débutent avec la lésion, s'accroissent si elle s'étend, persistent aussi longtemps qu'elle, et disparaissent quand l'organe atteint est revenu à son état normal.

Quand la sensibilité a disparu consécutivement à une hémorrhagie cérébrale, on la voit revenir à mesure que le foyer se cicatrise et que l'hémiplégie elle-même se dissipe.

Si c'est un nerf qui a été coupé, la sensibilité renaît à mesure que le cordon nerveux se répare.

Il y a dans ces cas une certaine régularité dans la marche de l'anesthésie, parce qu'elle est sous la dépendance d'un processus pathologique qui lui-même se déroule d'une manière plus ou moins régulière.

Mais on observe également chez les mélancoliques des anesthésies qui ne se rattachent à aucune des causes de la nature de celles que je viens d'énumérer : ce sont des anesthésies purement nerveuses, que nous sommes obligés de considérer comme fonctionnelles, et dont le caractère est d'être mobiles, fugaces, irrégulières.

Le type de ces anesthésies se trouve dans l'*hystérie* : aussi les observe-t-on de préférence chez les mélancoliques hystériques (obs. 1). Elles accompagnent également les autres névroses, la chorée (Marcé), la catalepsie, l'extase, l'épilepsie.

On est frappé de voir avec quelle indifférence les épileptiques supportent les blessures souvent très-graves qu'ils se font pendant leurs attaques ; on ne peut l'expliquer que par une *analgésie* qui dure bien au delà de l'attaque. Mais c'est l'attaque épileptique qui produit l'anesthésie ; car, en dehors des périodes comitiales, l'épileptique a au contraire une tendance à exagérer ses moindres sensations. Dans l'hystérie elle-même, il faut, suivant Briquet et A. Voisin, une attaque avec perte de connaissance pour qu'il y ait anesthésie.

La mélancolie avec stupeur est l'une des formes

où l'on observe le plus communément l'anesthésie. Chez ces malades, la peau paraît complétement insensible aux excitants; on peut leur chatouiller les narines avec une barbe de plume, les pincer, les piquer, sans que rien les tire de leur immobilité. Souvent même les courants électriques les plus intenses ne sont pas perçus. Un courant d'induction continu fut appliqué sur le nerf trijumeau d'un mélancolique plongé dans la stupeur : on obtint une légère contraction de la face ressemblant à un sourire. Dans la convalescence, ce malade raconta qu'il avait éprouvé à ce moment un chatouillement agréable (Leidesdorf, p. 166).

Est-ce la stupeur qui est cause de l'anesthésie? On peut le supposer. En tous cas, la stupeur et l'anesthésie sont dans des rapports étroits, car on voit en général la sensibilité renaître à mesure que la stupeur disparaît. En voici un exemple :

Observation 45.

Chagrins. — Privations. — Allaitement prolongé. — Lypémanie avec stupeur. — Anesthésie cutanée. — Guérison.

Une jeune femme de 25 ans, mariée, habitant la campagne, entre, en février 1874, dans un état de profonde stupeur. Il paraît qu'elle n'est malade que depuis une dizaine de jours, qu'elle a été d'abord extrêmement agitée, qu'elle a même cherché à se précipiter par la fenêtre, et qu'enfin, au bout de peu de jours, elle est tombée dans l'état où nous la voyons.

L... est pâle, amaigrie; sa figure exprime l'égarement, le regard est vague, sans expression. Immobile dans un coin, elle laisse couler sa salive, et ne prend aucun soin de sa personne; souvent elle est gâteuse. Quand elle est debout et qu'on la pousse, elle se laisse tomber à terre sans offrir de résistance. Mutisme absolu. Elle mange gloutonnement, met les mains dans les plats, et les porte à la bouche remplies d'aliments. Peau froide; pouls fréquent (110). Anesthésie cutanée: on peut la piquer au dos, au cou, au visage ,aux mains, sans qu'elle fasse aucun mouvement, ni qu'elle paraisse ressentir aucune douleur.

5 mars. Aujourd'hui pour la première fois L... a proféré quelques paroles; elle a dit à la sœur qu'elle est mariée. Puis elle est retombée dans son mutisme habituel.

18. Elle paraît se réveiller; elle ne laisse plus tomber ses mains inertes à ses côtés. Sa figure est encore étonnée, mais elle regarde autour d'elle, et semble chercher à se rendre compte de ce qui l'entoure. Elle a essayé il y a quelques jours de se sauver par une porte qui était restée ouverte.

2 avril. Même état. L'anesthésie cutanée persiste. Pouls 108.

6 juin. Depuis quelques jours L... prend journellement sur la colonne vertébrale des douches froides qui paraissent lui faire le plus grand bien. Elle travaille et répond aux questions qu'on lui fait. La sensibilité revient dans le tégument externe. Elle prend soin de sa personne et n'est plus gâteuse. L'appétit est excellent, le sommeil bon.

Août. Amélioration progressive. L... engraisse. Elle se rend parfaitement compte de sa situation et peut raconter le début de sa maladie. Elle vivait avec son mari chez la mère de celui-ci. Sa belle-mère lui rendait la vie extrêmement dure et la forçait de travailler énormément. Elle devint enceinte et accoucha heureusement d'un enfant qu'elle allaita pendant dix mois. Mais les chagrins, la mauvaise nourriture, les mauvais traitements de sa belle-mère, la fatigue de l'allaitement, provoquèrent l'explosion du délire : elle ne savait plus ce qu'elle faisait, ni où elle était.

Elle sortit guérie à la fin de septembre. Les règles, qui avaient disparu, reparurent au mois de juin, et, à partir de cette époque, vinrent régulièrement chaque mois.

Chez cette malade, l'anesthésie cutanée, très-prononcée au début, ne commença à se dissiper que lorsque la stupeur elle-même devint moins profonde : les deux symptômes s'amendèrent en même temps ; ou peut donc supposer que l'un était sous la dépendance de l'autre.

Les considérations générales que je viens d'appliquer à l'anesthésie sont applicables de tout point à l'*hypéresthésie*, et avec d'autant plus de raison que la plupart des causes qui produisent l'une peuvent également déterminer l'autre.

L'hypéresthésie se confond habituellement avec la douleur. De telle sorte que tout ce qui, dans le système nerveux périphérique ou central, détermine une altération pathologique quelle qu'elle soit, est une cause d'hypéresthésie, parce qu'elle est une cause de douleur.

C'est quand l'altération morbide atteint les nerfs ganglionnaires, quand elle détermine les douleurs vagues, obscures, continues, que nous avons signalées, qu'elle devient surtout une cause fréquente de mélancolie.

Nous ignorons absolument quelle est la cause immédiate, directe, de la douleur ; nous ne savons rien de la modification organique qui la produit.

Tout ce que nous pouvons dire, c'est qu'il n'y a aucun rapport entre l'intensité de la douleur et l'étendue de la lésion à laquelle elle se rattache : une altération étendue, une désorganisation profonde d'un organe, peut être indolente, tandis que des douleurs extrêmement vives siégent dans un nerf qui a l'apparence normale. Ou bien, au contraire, la douleur n'apparaît qu'à l'occasion d'une altération organique.

Une mélancolique qui, depuis deux ans qu'elle est à l'asile, se faisait remarquer par une complète insensibilité de tout le tégument, est atteinte depuis quelques jours d'une plaie gangréneuse du pied qui la fait horriblement souffrir. Elle gémit sans cesse, et, quand on lui touche le pied pour la panser, elle pousse des cris de douleur, elle qui avait essayé un jour de se couper un doigt et qui avait sans cesse le corps couvert de plaies qu'elle prenait plaisir à se faire et à envenimer.

Ce qu'il importe de noter, c'est que beaucoup de douleurs sont rapportées à la périphérie, qui n'existent en réalité que dans l'organe central (Georget). Le cerveau, bien qu'il soit l'organe de la perception, rapporte et suit la douleur au lieu et dans l'organe où sont reçues les impressions qui la déterminent. On souffre à la peau, au poumon, et non dans le centre de perception (Dieulafoy, art. DOULEUR du *Dict. de méd. et de chir. prat.*).

Aussi voit-on souvent une irritation purement cérébrale s'irradier au loin et faire croire à des altérations périphériques, alors que le sensorium seul est affecté. Tout le monde connaît les sensations que les amputés accusent dans les membres dont ils sont privés.

Il suffit que l'irritation cérébrale envahisse les régions où aboutissent les nerfs centripètes de tel ou tel organe périphérique, pour que cette irritation soit ressentie par le malade, non au centre, mais à l'organe périphérique. Le fait de la projection excentrique des sensations, formulé en loi par Muller, nous donne la clef de bien des phénomènes que nous observons chez les mélancoliques, et notamment chez les hypochondriaques.

Car, dans la mélancolie, le cerveau est toujours le siége d'une hypéresthésie douloureuse, qui peut retentir au loin sur un plus ou moins grand nombre d'organes périphériques, pourvu, je le répète, que dans le cerveau elle affecte les régions où aboutissent les nerfs centripètes de ces organes.

Les causes qui provoquent l'anesthésie ou l'hypéresthésie peuvent tout aussi bien déterminer la *perversion* de la sensibilité, sans que l'on puisse dire pourquoi c'est l'un plutôt que l'autre de ces phénomènes qui apparaît.

Dans un membre engourdi par le froid ou serré par une ligature, on éprouve des picotements, des fourmillements, qui ne sont autre chose qu'une perversion de la sensibilité générale, et que l'on observe également dans l'encéphalite, le ramollissement, les hémorrhagies du cerveau, etc.

L'alcoolisme produit non-seulement des anesthésies et des hypéresthésies, mais c'est une cause fréquente d'hallucinations et d'illusions sensorielles.

La sensibilité générale est surtout pervertie dans les névroses. C'est chez les hystériques que l'on rencontre ces perversions de la sensibilité interne, ces appétits dépravés, qui sont également si fréquents dans la grossesse.

Il y aurait là matière à des détails à l'infini, dans lesquels je ne saurais entrer. Je me bornerai à rechercher comment ces mêmes troubles sensoriels peuvent survenir par le fait seul du trouble mental.

J'ai longuement démontré plus haut que toute idée triste, toute dépression morale, toute émotion vive, entraîne presque immédiatement des troubles physiques variés, tels que perte de l'appétit, troubles de la digestion, de la circulation, etc.

Mais on voit même survenir, chez les mélancoliques, des anesthésies, des hypéresthésies, des perversions de la sensibilité, qu'il n'est pas possible de rattacher à une autre cause qu'au trouble cérébral lui-même.

Il est sans doute difficile à première vue de comprendre que la mélancolie puisse entraîner une analgésie. En y regardant de près cependant, il se trouve que ce fait n'est pas plus insolite dans la mélancolie qu'il ne l'est dans d'autres névroses, telles que l'hystérie, l'épilepsie.

La mélancolie, en effet, étant une maladie cérébrale, on comprend qu'elle entraîne dans l'innervation un trouble profond. Pourquoi ce trouble n'irait-il pas jusqu'à l'anesthésie ? Se produit-il une sorte de stupeur locale, centrale ou périphérique ? Est-ce un arrêt de la nutrition des éléments nerveux, consécutif à une contraction des vaisseaux, produite elle-même par l'irritation des nerfs vaso-moteurs (Brown-Sequart) ? Y a-t-il épuisement de l'excitabilité nerveuse par suite d'une excitation trop violente ou trop prolongée (Jaccoud)? ou, enfin, faut-il admettra avec Onimus que les vibrations nerveuses périphériques sont anéanties par les vibrations centrales plus énergiques?

Sans discuter ces explications, qui, sans doute, renferment chacune une part de vérité, je me bornerai à examiner ce qui se passe à l'état physiologique : nous pourrons par analogie conclure à ce qui arrive chez les mélancoliques.

Or, nous savons que lorsque, en dehors de tout état de maladie, l'esprit est concentré sur un objet, des sensations tout actuelles passent inaperçues. Si nous lisons un livre attachant, ou que nous nous livrions à une occupation qui sollicite toute notre attention, nous n'entendons pas sonner l'horloge placée à côté de nous, nous ne ressentons pas un chatouillement, etc. Le poëte, en quête d'une rime, ne voit rien, n'entend rien, ne sent rien de ce qui se passe autour de lui. Archimède se laisse égorger sur le problème dont il poursuit la solution.

Les mêmes faits se produisent, et avec bien plus d'intensité, quand l'âme est dominée par une passion vivement surexcitée. Les coups reçus dans l'ardeur du combat ne sont ressentis que lorsque l'excitation de la lutte est tombée.

Une vive préoccupation, un but à atteindre, vers lequel tendent tous nos efforts, nous rend insensibles à des fatigues et à des souffrances auxquelles, dans le cours ordinaire de la vie, nous succomberions rapide ment. La mère, penchée sur le lit de son enfant malade, passe de longues nuits à son chevet, sans ressentir la fatigue, sans succomber au sommeil.

Dans la mélancolie, il y a précisément concentration morbide, constante, sur une idée; souvent aussi surexcitation d'une passion : ce sont donc des circonstances propres à diminuer ou même à anéantir la sensibilité périphérique. C'est ainsi que l'on voit disparaître le sentiment de la faim, de la soif, sans que, au début, il y ait autre chose qu'une idée maladive.

Du reste, chez les mélancoliques, les anesthésies ne sont généralement que passagères; elles ne surviennent que dans les paroxysmes du délire : l'exaltation tombée, la nature reprend ses droits.

Un fermier qui se fit la section de son propre bras, prétendit n'avoir ressenti qu'un frémissement au moment où il divisa ses chairs. Il souffrait chaque fois que le chirurgien pansait sa plaie. Notez que dans les intervalles que laissent les accès de sa maladie, cet homme est très-impressionnable, très-sensible (Guislain, I, 234).

J'ai bien des fois constaté que des mélancoliques, qui, dans un moment de désespoir, avaient essayé de se suicider, et n'étaient arrivés qu'à se faire des mutilations souvent affreuses, ressentaient vivement les douleurs de leurs plaies, et montraient une grande pusillanimité quand on les pansait.

Les martyrs, les victimes des procès de sorcellerie, supportaient avec une impassibilité stoïque les tortures les plus affreuses. Mais la douleur revenait alors que, ramenée dans son cachot, loin des bourreaux, loin de l'appareil effrayant dont on l'avait entourée, la victime restait seule avec ses membres rompus, ses chairs déchirées, ses os brisés.

Dans l'hystéro-démonopathie de Morzines, l'anesthésie ne faisait jamais défaut, mais elle ne durait pas plus longtemps que la crise elle-même (Constans, *Relation sur l'hystéro-démonopathie de Morzines*, 1861, 2e éd. p. 63.)

Le mesmérisme, le somnambulisme, et dans les temps plus récents, l'hypnotisme, ont permis bien souvent d'observer des anesthéries produites par la concentration exclusive de l'âme sur un objet quelconque.

L'érotomane, le théomane, abîmés dans la contemplation de leur idole imaginaire, sont dans la situation du fakir de l'Inde absorbé dans la vue de son nombril, dans celle de l'hypnotisé qui concentre toute son attention sur l'objet qu'il fixe.

L'imagination peut aussi devenir une source puissante de troubles sensoriels.

« Lorsque l'âme, dit Muller (II, p. 534), conçoit « un état de l'organisme comme devant avoir lieu « prochainement, qu'elle l'attend en toute assurance, « avec pleine et entière confiance, cet état est très- « enclin à se produire, pourvu seulement qu'il ne « dépasse pas les limites du possible. »

Pictet parle d'une dame à laquelle, pour essayer l'empire de l'imagination, on fit respirer de l'air atmosphérique au lieu de protoxyde d'azote ; à peine eut-elle fait deux ou trois inspirations, qu'elle tomba en syncope, ce qui ne lui était jamais arrivé ; mais elle reprit bientôt connaissance.

La commission de l'Académie des sciences, chargée,

au siècle dernier, de l'enquête sur le mesmérisme, a relaté des faits semblables.

On a vu survenir la diarrhée chez des personnes qui se figuraient avoir pris une purge.

Dans l'hypochondrie de cause morale, l'idée d'une maladie suffit pour en produire les principaux symptômes. Les étudiants en médecine, au début de leurs études, sont généralement hypochondriaques : ils se croient atteints des maladies dont ils ont lu les descriptions, et ils en ressentent les symptômes. Les personnes impressionnables, vivant dans un foyer d'épidémie, éprouvent les accidents de la maladie régnante.

J'ai vu des femmes, craignant d'être enceintes, chez lesquelles apparaissaient tous les phénomènes, jusqu'aux nausées et aux vomissements, qu'elles avaient ressentis dans des grossesses antérieures.

On raconte que Franck, préparant un cours sur les maladies du cœur, finit, après quelques semaines de travail assidu, par éprouver des palpitations, des étouffements, tous les symptômes en un mot d'une affection cardiaque : quelques jours de repos ramenèrent le calme.

De la même façon on peut voir apparaître des hallucinations. L'exaltation religieuse, la lecture assidue des livres de piété, les jeûnes, les prières, sont très-propres à provoquer des hallucinations en rapport avec les préoccupations habituelles du malade : Dieu, la Vierge, les saints, finissent par prendre un corps, lui apparaissent et lui répètent précisément les textes sacrés dont son imagination a été le plus vivement frappée.

En résumé, deux faits ressortent de cette étude sur l'étiologie : le premier, c'est que la même cause peut indifféremment produire les troubles les plus variés ; le second, c'est que ces troubles peuvent être dus aussi bien à une lésion de la périphérie qu'à une lésion centrale, à une altération matérielle qu'à un dérangement purement fonctionnel.

IX.

INFLUENCE DES TROUBLES DE LA SENSIBILITÉ GÉNÉRALE SUR LE PRONOSTIC DE LA MÉLANCOLIE.

Si je voulais étudier d'une manière générale le pronostic de la mélancolie, j'aurais à envisager un grand nombre d'éléments. Cette étude ne rentre pas dans le cadre de ce travail.

Je dois me borner à rechercher l'influence exercée par les troubles de la sensibilité générale.

Il y a dans la mélancolie simple, aussi bien que dans la mélancolie avec délire, un élément fondamental constant, la *douleur*, qui, je crois l'avoir démontré, est une lésion de la sensibilité générale.

Cette douleur varie d'intensité, d'étendue, de caractère. Elle peut être dans la maladie le phénomène saillant, principal, auquel restent subordonnés les autres symptômes, ou, au contraire, n'apparaître que comme phénomène accessoire, secondaire, étant masquée par les idées délirantes, consécutives.

Ce sont autant de différences qui influent considérablement sur le pronostic.

Dans la mélancolie simple, la douleur (physique ou morale), si intense, si étendue qu'elle soit, ne perd jamais ses caractères fondamentaux : elle occupe exclusivement le malade; elle l'empêche de penser à autre chose, de se livrer à aucune occupation; mais l'idée de douleur reste à l'état de simplicité, elle est seule exprimée. Il en est de même dans certaines formes de mélancolie avec délire, comme dans la mélancolie anxieuse, dans certaines mélancolies suicides, etc.

Chez d'autres mélancoliques, au contraire, l'idée de douleur ne reste pas simple, *elle se concrète en idée délirante.*

Je ne puis mieux faire saisir cette différence qu'en prenant les deux malades des observations 10 et 11. Chez toutes deux, c'est une céphalalgie intense, persistante, insupportable, qui est le phénomène morbide initial et prépondérant. Mais chez Mme G... (obs. 10), cette douleur reste ce qu'elle est en réalité : « Ma tête ! ma pauvre tête ! que je souffre ! etc. », tandis que chez Mme L... (obs. 11), elle est attribuée à un poison que lui a donné son mari, à un feu intérieur provoqué par ce poison, etc.

Autant le pronostic est favorable dans le premier cas, autant il devient grave quand le délire est systématisé. Aussi Mme G... guérit rapidement, quoiqu'elle fût à son second accès et qu'il existât chez elle une prédisposition héréditaire, alors que chez Mme L... la folie prit rapidement le caractère de l'incurabilité.

Même différence dans l'hypochondrie.

L'hypochondriaque est simplement préoccupé de sa santé ; il se croit atteint des maladies les plus variées ; mais ces conceptions maladives ne sortent pas des limites du possible. Toutes les maladies dont il se croit affligé, rien n'empêcherait qu'il n'en fût réellement atteint : les sensations douloureuses qu'il accuse sont en effet celles que ces maladies produiraient. Au lieu que l'aliéné hypochondriaque attribue ses souffrances à des causes tout à fait impossibles, l'hypochondriaque qui a mal dans la poitrine se croit phthisique ; l'aliéné hypochondriaque, dans les mêmes circonstances, dira qu'il a un serpent dans la poitrine, qu'on lui fait respirer de l'acide sulfurique, qu'on l'électrise, etc. Le premier peut guérir ; le second se débarrassera difficilement de ses idées délirantes.

Pourquoi le pronostic est-il si différent dans les deux cas? On peut supposer que dans le premier cas la lésion cérébrale est limitée dans les foyers percepteurs de la sensibilité (couches optiques, Luys), et que, dans le second cas, elle est beaucoup plus étendue et envahit la couche corticale des hémisphères cérébraux, où l'on s'accorde à placer les centres intellectuels.

Cette conclusion est celle à laquelle sont arrivés tous les auteurs, quoiqu'ils l'aient formulée d'une manière différente.

« La tristesse morbide, dit Guislain (II p. 232), « est parmi les affections mentales qui admettent le « plus souvent une terminaison heureuse. Même les « inquiétudes hypochondriaques, quand elles ne sont « pas accompagnées de conceptions délirantes fixes, « guérissent facilement. »

C'est aussi l'opinion de Flemming et de Griesinger.

Sur dix mélancolies simples, Guislain admet que sept guérissent.

Marcé professe que le pronostic de la mélancolie, dépourvue de toute complication, est presque aussi favorable que celui de la manie (*Traité*, p. 332).

Enfin, dans le travail d'un auteur récent, il est dit que, lorsqu'elle est attaquée dès le début et traitée convenablement, la mélancolie guérit dans la grande majorité des cas (de Smeth, *De la mélancolie*, 1872).

Nous voyons même des hystériques, des épileptiques, des hypochondriaques, guéris d'accès passagers de mélancolie, sans que d'ailleurs la névrose elle-même disparaisse (obs. 17).

Il va sans dire que, même dans la mélancolie simple, le pronostic varie suivant les causes qui l'ont produite.

Ainsi, la folie alcoolique, qui revêt si souvent la forme de la mélancolie, et qui s'accompagne de troubles si variés de la sensibilité générale (Magnan, *De l'alcoolisme*, 1874), guérit facilement ; elle ne devient incurable qu'à la longue.

La mélancolie puerpérale est aussi d'une guérison facile (Marcé, *Folie des femmes enceintes*, etc., 1858).

Il en est de même de la mélancolie qui est causée par la chlorose, l'anémie ; de celle qui survient dans la convalescence des maladies aiguës (J. Christian, *De la folie consécutive aux maladies aiguës*, *Arch. gén. de méd.*, sept. 1873).

Enfin, on s'accorde à considérer comme d'un pronostic favorable la mélancolie due à une cause unique et brusque, comme une vive émotion morale (Marcé-Dagonet).

La mélancolie anxieuse guérit facilement. Même la stupeur n'est pas une complication absolument défavorable. J'ai vu guérir des mélancoliques qui étaient restés plongés dans la stupeur pendant des mois, pendant des années : l'un, entre autres, qui, après être resté pendant plus de trois ans dans un état de complète stupidité, en sortit un beau jour à notre grand étonnement, et guérit rapidement.

Si, au contraire, la mélancolie se rattache à une affection organique du cerveau ou à une maladie incurable d'un autre organe, le pronostic est naturellement beaucoup plus grave.

Il en est de même, en général, de celle qui est greffée sur une névrose, comme l'hystérie, l'épilepsie, bien qu'exceptionnellement, comme je l'ai dit plus haut, on la voit guérir.

Enfin l'hérédité est, toutes choses égales d'ailleurs, une circonstance éminemment fâcheuse.

Mais c'est quand les troubles sensoriels se sont systématisés en idées délirantes que le pronostic devient surtout défavorable.

« J'ai cent fois constaté, dit Calmeil (1, p. 23), que « le délire qui se fonde sur des illusions viscérales, sur « des sensations rapportées à un bras, à une jambe, « aux téguments, tourmentait singulièrement les ma- « lades, et qu'il contribuait à les pousser à des actes « de fureur ou de désespoir. »

« Les illusions et les hallucinations qui com- « pliquent la folie ne font naître un pronostic funeste « que lorsque ces symptômes tendent à se constituer « d'une manière permanente, comme par l'effet d'une « habitude cérébrale. Leur persistance, alors que les « phénomènes d'excitation ont disparu, doit faire « craindre que l'état chronique ne soit irremédiable. » « (Morel, p. 497.)

Griesinger dit : « La folie systématisée n'est guère « susceptible de guérir radicalement, et l'on doit re- « garder comme signes très-défavorables toutes les « anomalies persistantes de la sensibilité (anesthé- « sies, etc.). » (P. 516.)

On comprend donc que les délires mélancoliques systématisés (délire hypochondriaque, délire de persécution, folie sensoriale) guérissent rarement (1). Le trouble cérébral est tellement étendu, que, lors même que l'on parvient à guérir le trouble sensoriel, qui paraît alimenter exclusivement le délire, celui-ci ne disparaît pas.

Mais malgré leur incurabilité presque absolue, ces délires ne paraissent pas compromettre l'existence. Une fois qu'ils ont passé à l'état chronique, ils peuvent durer indéfiniment sans que la santé physique s'en ressente. Chaque asile renferme quelques vieux aliénés qui, depuis de longues années, vivent de leurs hallucinations et de leurs illusions sensorielles.

Ce sont alors des circonstances accessoires qui rendent le pronostic plus ou moins favorable : le refus de manger détériore la constitution ; les blessures que se fait le malade peuvent s'envenimer et compromettre son existence, etc.

---

(1) D'après Legrand du Saulle (*loc cit.*), le délire de persécutions ne guérit que vingt fois sur cent.

X.

INDICATIONS THÉRAPEUTIQUES FOURNIES PAR LES TROUBLES DE LA SENSIBILITÉ GÉNÉRALE.

Ces indications sont nombreuses et variées. Il en est une tout d'abord qui domine toute la thérapeutique de la mélancolie, c'est la douleur psychique, l'éréthisme douloureux du cerveau.

Cet éréthisme douloureux est-il sous la dépendance d'une cause périphérique actuellement existante? C'est contre cette cause qu'il faut tout d'abord diriger le traitement.

Si la douleur psychique existe seule, il faut l'attaquer directement.

Or, la méthode générale de traitement ne diffère pas, dans ce cas, de celle que l'on applique à l'hypéresthésie douloureuse des nerfs en général. L'indication capitale est de soustraire l'organe cérébral à tous les excitants quels qu'ils soient. Bien loin de recommander au mélancolique les plaisirs du monde les distractions, les voyages, il faut le faire vivre, au contraire, dans une atmosphère calme et tranquille, éloigner de lui tout ce qui peut le fatiguer ou l'affecter.

Dans le but de combattre directement la douleur cérébrale, on a préconisé divers médicaments, choisis parmi les sédatifs du système nerveux, en première ligne l'opium et ses dérivés. Cette médication a eu et a encore des partisans convaincus, quoiqu'elle ait été vivement attaquée et qu'on lui ait reproché d'augmenter encore la congestion du cerveau. On l'administre à l'intérieur, ou à l'extérieur sous forme d'injections sous-cutanées.

Existe-t-il d'autres lésions de la sensibilité générale? Il faut les combattre partout et sous quelque forme qu'elles se présentent. Ce sera tantôt par un traitement général et reconstituant, tantôt par des moyens locaux, variés de mille façons.

Chaque fois que ces lésions dépendront d'une cause organique évidente, c'est contre cette cause que devront être dirigés les moyens thérapeutiques.

La cause a-t-elle disparu? Les troubles sensoriels doivent-ils être considérés comme essentiels? Ce sont les symptômes qu'il faudra attaquer directement, et les moyens de traitement varieront nécessairement suivant que l'on s'adressera à l'anesthésie, à l'hypéresthésie, ou à la perversion de la sensibilité.

Avec le traitement physique on devra toujours combiner le traitement moral, qui ne différera pas de ce qu'il est dans les autres formes de la folie.

Ce qu'il faut éviter cependant, c'est, quand le malade a des conceptions délirantes fixes, d'entrer dans ses idées, d'avoir l'air de les partager, et d'essayer par des artifices de le convaincre de la nullité de ses idées. Les anciens auteurs sont remplis d'historiettes d'aliénés auxquels, par une opération simulée, par une mise en scène plus ou moins ingénieuse, on essayait de persuader qu'on les avait débarrassés des animaux ou des corps étrangers qu'ils se figuraient avoir dans le corps.

Ces expériences ont généralement tourné contre le

but qu'on se proposait, et n'ont servi qu'à fortifier le délire.

J'en dirai autant de la médication perturbatrice violente qu'on a essayée quelquefois. Les aliénistes savent que pour une amélioration obtenue ainsi, il serait facile de citer dix cas où la maladie s'est aggravée et est devenue incurable.

Je m'arrête : je n'ai voulu que retracer d'une manière sommaire les indications thérapeutiques fournies dans le traitement de la mélancolie par les troubles de la sensibilité générale.

RÉSUMÉ. — CONCLUSIONS.

Me voici arrivé au terme de ce travail. Je me suis efforcé de rester dans le cadre restreint qui m'était imposé par mon titre; j'ai voulu faire, non pas l'histoire complète de la mélancolie, mais seulement celle d'un des chapitres les plus intéressants de son étiologie, et je crois avoir démontré que c'est en définitive dans un trouble de la sensibilité générale, subjective, que la mélancolie puise sa source. Pour donner à cette étude une base solide, j'ai cherché, autant que possible, à rattacher les phénomènes pathologiques à ceux que nous observons à l'état physiologique.

J'ai laissé de côté l'anatomie pathologique. Qu'aurais-je pu dire à moins d'être entraîné sur un terrain étranger à mon sujet? Toutes les lésions possibles, fonctionnelles ou matérielles, peuvent troubler la sensibilité générale : aucune n'est spéciale à la mélancolie.

J'ai mieux aimé conserver à cette étude son caractère exclusivement clinique, et appuyer mes déductions sur les faits que j'ai observés moi-même (1).

J'ai cité autant que possible les sources auxquelles j'ai puisé; j'aurais fait un volume si j'avais voulu seulement énumérer tout ce qu'on a écrit sur la mélancolie.

(1) A Stéphansfeld, dans le service de M. Dagonet, et à Montdevergues, dans celui de M. Campagne.

Les ouvrages classiques de Pinel, Fodéré, Esquirol, Georget, Leuret, Guislain, Morel, Calmeil, Marcé, Dagonet, Griesinger, Leidesdorf, etc.; les nombreux mémoires épars dans la collection des *Annales médico-psychologiques ;* les ouvrages de Lélut, Michéa, Brière de Boismont, Lasègue, Legrand du Saulle, Falret, Péon, de Smeth, etc.; les articles des deux Dictionnaires en cours de publication; les ouvrages de physiologie de Muller, Longet, Kuss, Wundt, Bain, etc. : telles sont les principales sources où je me suis adressé, et auxquelles j'ai renvoyé chaque fois que je leur faisais un emprunt.

1. La sensibilité générale comprend toutes les sensations que nous ne rapportons pas au monde extérieur, mais qui nous font percevoir l'état et les modifications de notre propre corps. On peut l'appeler aussi sensibilité *subjective*.

2. Tous les modes de sentir qui la composent aboutissent en définitive au plaisir ou à la douleur ; on peut donc considérer la sensibilité générale comme se résumant dans le sens du plaisir et de la douleur.

3. Les sensations subjectives produisent en nous un certain état agréable ou désagréable, que nous appelons un *sentiment*.

4. La sensibilité morale prend exclusivement son origine dans la sensibilité générale ; elle en est l'aboutissant cérébral.

5. Les sensations subjectives peuvent être diminuées ou abolies (anesthésie); augmentées, exaltées (hypéresthésie) ; perverties (illusions, hallucinations).

6. Ces trois modifications pathologiques sont extrêmement fréquentes chez les mélancoliques, et jouent un rôle important dans la production des phénomènes morbides cérébraux.

7. La passion fondamentale de la tristesse a pour objet l'idée d'une chose désagréable; celle de la joie a pour objet l'idée d'une chose agréable.

8. Toute impression périphérique désagréable, douloureuse, se traduit donc par un sentiment de tristesse.

9. Si cette impression persiste, devient permanente, ou si elle produit une atteinte tellement profonde qu'elle ne puisse s'effacer, il en résulte un état permanent de tristesse, de dépression morale, la *mélancolie*.

10. C'est donc une lésion de la sensibilité générale qui est le phénomène initial, fondamental, de la mélancolie. On peut dire que la mélancolie est caractérisée essentiellement par l'existence morbide d'une émotion pénible dépressive, qui maintient le sujet dans un état de douleur morale.

11. Elle a pour lésion un éréthisme douloureux du cerveau, semblable à celui que l'on observe dans un nerf cérébro-spinal sensitif affecté de névralgie.

12. La mélancolie n'est pas la folie. Elle peut durer indéfiniment sans que la raison subisse aucune atteinte.

13. L'exaltation douloureuse du cerveau peut rester concentrée dans la sphère sensitive (mélancolie), s'irradier sur le système nerveux ganglionnaire (hypochondrie), ou retentir sur le système locomoteur (mélancolie active, passive).

14. Toute douleur périphérique peut provoquer la mélancolie; mais c'est surtout une douleur peu intense, continue, prolongée, qui produit ce résultat.

15. Ces conditions se trouvent principalement réalisées dans les *maladies chroniques.* Aussi les maladies chroniques sont-elles une cause fréquente de mélancolie.

16. Le mélancolie peut se transformer en délire mélancolique (lypémanie).

17. Cette transformation se fait par une extension de la maladie, qui, bornée dans la mélancolie à la partie du cerveau où aboutissent les mille irradiations de la sensibilité générale, gagne, dans le délire mélancolique, la sphère de l'intelligence proprement dite.

18. Il ne faut pas considérer le délire mélancolique comme n'étant que le degré le plus élevé de la mélancolie; c'est un état maladif tout nouveau, qui n'arrive que lorsqu'il existe une prédisposition spéciale.

19. La transformation de la mélancolie en lypémanie est généralement lente, graduelle.

20. Les idées délirantes de l'aliéné mélancolique ont leur source principale dans les modifications morbides de la sensibilité générale.

21. Dans la lypémanie (délire mélancolique), il y a deux éléments constants, la mélancolie et le délire.

22. Ce délire varie dans sa forme extérieure, suivant qu'il s'alimente de préférence dans les troubles de l'une ou l'autre des grandes fonctions de l'entendement, intelligence, sensibilité, volonté. De là trois types de lypémanie :

1° Lypémanie intellectuelle (idées, conceptions délirantes);

2° Lypémanie sensoriale (illusions, hallucinations);

3° Lypémanie avec troubles de la volition (L. active, L. avec stupeur).

23. Dans la lypémanie *anxieuse*, le phénomène dominant est *l'anxiété précordiale*, qui n'est qu'une lésion de la sensibilité générale.

24. La lypémanie hypochondriaque est l'hypochondrie avec délire. L'hypochondrie n'est qu'une hypéresthésie douloureuse de la sensibilité générale; le délire s'alimente dans les idées que cette hypéresthésie entraîne.

25. Le délire hypochondriaque se transforme fréquemment en délire de persécutions. Mais cette transformation n'est pas le résultat exclusif d'une série de raisonnements, de déductions logiques. L'idée de persécution survient en général d'emblée.

26. Elle est très-souvent le résultat d'hallucinations de l'ouïe.

27. Le délire de persécutions aboutit souvent à la monomanie ambitieuse. C'est encore moins par suite d'un raisonnement que consécutivement à l'apparition d'hallucinations ou d'idées délirantes nouvelles.

28. La mélancolie n'est pas toujours le résultat direct de troubles de la sensibilité générale. Elle est plus fréquemment due à des causes morales (chagrins, frayeur, remords, etc.).

29. Même alors, il existe dès le début des troubles sensoriels dus au désordre jeté dans les principales fonctions par le trouble moral.

30. Les lésions de la sensibilité se combinent même tellement avec les troubles moraux qu'il est souvent impossible d'assigner à chacun d'eux leur part d'action réelle.

31. Il en résulte que dans la mélancolie de cause morale les troubles physiques jouent un rôle important; de même que dans celle de cause physique, les désordres moraux exercent une action considérable.

32. Le mieux serait donc d'effacer cette distinction des causes en physiques et morales. Celles-ci sont des causes centrales, les autres sont des causes périphériques, mais elles s'adressent toutes au même appareil nerveux, dont la sensibilité générale forme le pôle externe, périphérique, — la sensibilité morale le pôle interne, cérébral.

33. Les troubles de la sensibilité générale peuvent aussi survenir accidentellement dans le cours de la mélancolie, principalement par l'effet de maladies indirectes, aiguës ou chroniques.

34. Ces troubles accidentels se traduisent par des idées délirantes, en rapport avec eux, et produisent généralement une exacerbation du délire.

35. Les troubles de la sensibilité générale antérieurs à la mélancolie, ou qui surviennent accidentellement dans le cours de la maladie mentale, reconnaissent les causes les plus variées (périphériques ou centrales).

36. Ils se rattachent à une altération matérielle appréciable, ou à un dérangement purement fonctionnel.

37. Aussi longtemps que les troubles de la sensibilité générale ne produisent que la douleur, si vive, si intense qu'elle soit, le pronostic est favorable : la mélancolie sans complication guérit aussi facilement que la manie.

38. Mais dès que l'idée de douleur se concrète en idée délirante, le pronostic est fâcheux. Les délires systématisés (délire hypochondriaque, délire de persécutions) guérissent difficilement.

39. Les indications thérapeutiques fournies par les troubles de la sensibilité générale varient à l'infini : le traitement doit s'adapter à chaque cas particulier.

TABLE DES MATIÈRES.

Paris. — Imprimerie Arnous de Rivière et Cᵉ, rue Racine, 26.

3243. Paris. — Imprimerie Arnous de Rivière et Ce, 26, rue Racine.

www.ingramcontent.com/pod-product-compliance
Ingram Content Group UK Ltd.
Pitfield, Milton Keynes, MK11 3LW, UK
UKHW020449200726
13857UKWH00002B/628